KB058130

생활 정체 교정 체육

定石 活法教本

韓國健康協會長(前)
編著 蔡鍾穆

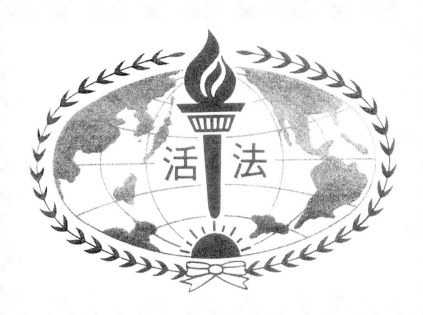

법문북스

Best
Condition!!

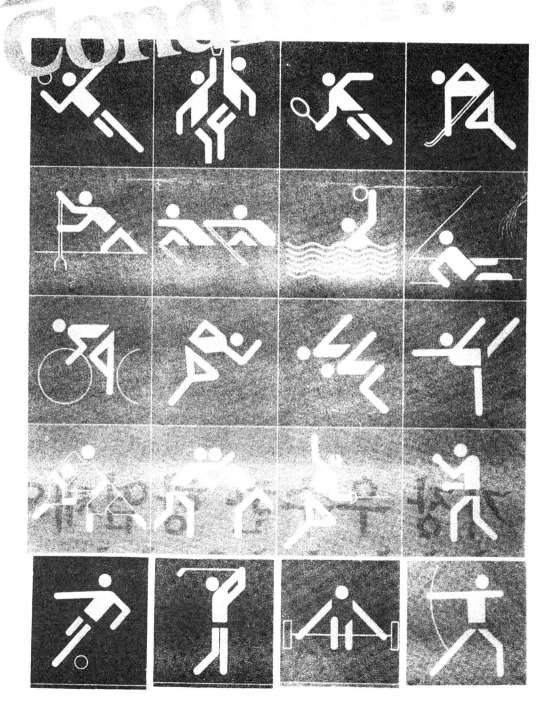

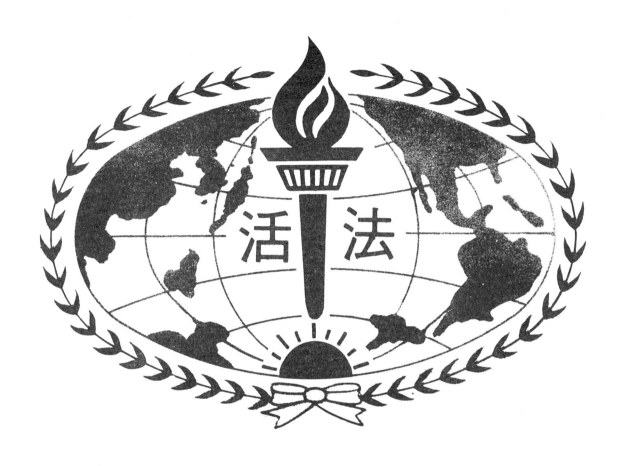

韓國健康協會

머 리 말

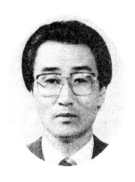

宇宙의 法則이란 回轉運動에 있으며 人間을 縮小된 小宇宙로 볼때 정체란 自然의 攝理를 拒逆한 결과라고 할 수 있다.

따라서 小宇宙도 大宇宙처럼 回轉運動을 해야만 한다.

人間이 萬物의 영장이 된 것은 直立步行을 하기 때문이지만 直立步行을 함으로 해서 다른 動物(四肢動物)에는 없는 脊椎病을 유발하게 된다.

脊椎에는 많은 神經組織이 집결되 있어서 조그만 이상에도 통증을 일으키는데 이 통증을 없애기 위해 人類의 歷史와 더불어 발전해온 맨손요법인 活法을 紹介하게 되어 매우 榮光스럽게 생각한다.

著者가 20여년간 國內外를 순방하며 배우고 硏究한 바를 本書에 수록하면서 갖가지 상태에 適用할 수 있는 모든 矯正法을 총망라 하지 못했음을 매우 안타깝게 생각한다.

아울러 活法을 공부할 讀者들에게 多小나마 參考가 되기를 바란다.

끝으로 題字를 써주신 大韓書藝院 竹于 玄海鳳 先生께 感謝를 드리며 編輯을 맡아주신 本會 活法硏修院 曉泉 林月鎔 院長께도 심심한 謝意를 표한다.

韓 國 健 康 協 會

會 長 蔡 鍾 穆

推　薦　辭

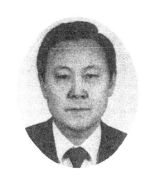

人類의 歷史는 수레바퀴 처럼 돌고도는 동안　人間은 삶을 爲하여 온갖 努力과 硏究를 게을리 하지 아니 하였다.

이러한 가운데 사람의 肉体 어느 部分에 이상이 생기는 경우가 허다하다.

人間의 生老病死인 四苦中에 病苦가 가장 쓰라린 고통 이라 하겠으며 財物이 억만장자나 좋은 權坐에 앉아 있 다해도 人間生活에 있어 精神과 肉体上의 健康을 잃게되 면 遠大한 希望도 좌절됨은 勿論이요, 또한 人生의 創造와 價値發見에 있어 반드시 차 질이 오게 마련이며 價値있는 창조력은 一但 좌절되기 마련이다. 그래서 이 分野를 治 療키 爲하여 醫療機關도 생기게 되었고 사람들은 이의 혜택을 받고 生存하고 있다.

"사람의 健康은 大端히 重要한 것" 사람이 앓치않고 (병들지 않고) 한 평생을 살다 죽으면 그것만큼 더 幸福한 것은 없을것이다.

그러나 우리에게는 願치 않은 疾病이 發生하는 경우가 있다. 이것을 治療하려고 製 藥會社, 病院, 韓醫院, 藥局 等이 생겨 수많은 患者를 治療케 하여 人類健康에 크게 공헌하고 있음은 두말할 나위도 없으나 이것이 反復되고 反復되는 동안 많은 藥의 投 藥等의 누적과 약 等으로 現代醫學으로 治療되지 않은 疾病도 없지 않다.

이 어려운 난치病을 解決하려고 우리 옛 祖上任들도 많은 硏究를 해왔으며, 우리들 귀에 익은 말중 할머니가 손자患部를 만지면서 내손이 "약손"이다 하고 患部를 주 무리는 것을 많이 보아왔다. 아득한 옛날부터 이러한 運動療法으로 이상이 생긴部 位를 矯正케 하는法은 自然의 순리요 이치라 아니할 수 없으며 이 모든 要件을 韓 國健康協會長 蔡鍾穆會長께서 여러해 동안 硏究하고 整理하여 이 모든 學說과 技術 을 積立하여 훌륭한 冊子를 펴낸데 對하여 眞心으로 感謝드리면서 이책을 通하여 人 類의 疾病退治와 体育矯正에 크게도움되리라 믿어 의심치 않으며 이에 감히 추천에 代하는 바이다.

韓林院　代表　教育學博士　朴　　　鐘　　　甲

목   차

1 . 활법개론 (活法槪論)

　활법 (活法)이란 골격구조 (骨格構造) 특히 척추 (脊椎)나 골반 (骨盤)에 나타나는 구조이상 상태를 맨손으로 교정 (矯正)하며, 신체 (身体)의 신경생리 (神經生理)기능을 회복하는 비법 (秘法)으로 카이로 프락틱 (CHIROPRACTIC)이라고도 하는데 이는 희랍어의 CHEIR (手)와 PRAKTICOS (技術)의 합성어(合成語)이다.

　활법 (活法)의 기원은 정확히 논 (論)할 수 없지만 학자 (學者)들에 의하면 인류 (人類)의 역사와 더불어 개발되었다고 한다.

　활법 (活法)개발이 필연적인 것은 인간 (人間)이 직립생활 (直立生活)을 하여 이족동물 (二足動物)이라는 생물학적 (生物學的)인 근거에 입각하고 있기 때문이다. 활법 (活法)이란 뼈의 구조와 생리 (生理)에 관한 지식과 교정술을 행 (行)하는 것이지만 그에 앞서 살아 있는 자에게만 유효한 시술법임을 명심하지 않을수 없다. 그러므로 활법 (活法)의 달인 (達人)이 되려고 한다면 생명 (生命)그 자체에 대한 고찰이 있어야 함은 물론이다. 그러나, 생명 (生命)에 관한 이론을 전개하기 보다 활법 (活法)의 탐구개발이라는 우선과제로 삶을 위하여 무엇이 필요한가를 살펴보기로 하자.

　모든 생물 (生物)은 호흡하지 않으면 살아갈 수 없으므로 삶에는 공기 (空氣)가 필요하다.

　그러므로 활법 (活法)의 비술에서 빠져서는 아니되는 기활 (氣活)에 대하여 깊은 관심을 가져야 하는 것이다.

　기활 (氣活)이란 단전호흡과 같은 자기양생 (自己養生)이 아니라 시술자와 피술자간의 호흡조절을 통하여 이신동체 (二身同体)가 되는 활법 (活法)을 말하는 것이다.

　원심력과 구심력 (求心力)의 동·정 (動·靜)관계로 생성변화 (生成變化)의 법칙이 존재하고 생노병사 (生老病死)하므로 기 (氣)의 생극제화 (生克制化)로 발생하는 병원 (病源)을 알지 못하고는 활법 (活法)의 달인 (達人)이 될 수 없음은 자명 (自明)한 것이다.

심기(心氣)의 교류(交流)와 신기(身氣)의 제압(制壓)을 통하여 살기(殺氣)를 활기(活氣)로 전이(轉移)하는 술(術)이야 말로 진정한 기활법(氣活法)이라 할 수 있다.

또한 삶을 위하여는 영양의 보급이 절대적인 것이다. 먹지않고 살수 없는것처럼 척추와 각개골절 역시 영양을 충족시켜 주지 않으면 그 기능을 다할 수 없는 것이다. 그래서 활법(活法)이란 음식물 이외의 방법(方法)으로 골격등에 영양을 보급하는 비술이라고도 할 수 있다.

즉 내분비 홀몬이나 혈류를 원활히 하여 골막이나 골질을 튼튼히 하고 골수의 정혈(淨血)작용을 시켜 주는 것이다.

"골병들다"라는 말이 있는데 이는 인간정력의 모체는 뼈라는 뜻에서 비롯되었음을 말해준다.

골화위정(骨化爲精)이라는 고전(古典)을 보면 뼈의 동·정(動·靜)으로 정기(精氣＝電氣)가 발생한다는 뜻이다.

생명체(生命体)의 기능은 전기로 인(因)한 것이라고 학자(學者)들이 증언하고 있듯이 골화위정이란 모든 생체(生体)는 뼈라는 발전시설(發電施設)이 있는 것이며 계속하여 원활히 발전할 수 있도록 영양분을 공급하고 기능을 강화시켜야 한다는 것을 강조하고 있다.

맨손으로 골격구조의 이상을 교정하는 것이 활법(活法)이라고 하지만 실제로는 골수에서 발전된 전기가 맨손에 배전(配電)되어 있음으로서 가능한 일이다.

인체(人体)의 기력(氣力)을 발전(發電)하고 변전(變電)하며 배전(配電)하는 능력, 그것이야 말로 교정술에 선행(先行)되어야 하는 것이며 활법(活法)의 정수인 효천기활법(曉泉氣活法)이다.

"마음이 가는 곳에 몸이 있고, 몸이 머무는 곳에 마음이 있다"라는 말이 있듯이 활법(活法)의 달인(達人)이 되려면 술기(術技)에 앞서 인격수양을 먼저 해야 한다.

이미 선진국(先進國)에서는 카이로 프락틱 대학(大學)이 문을 연지 오래이고 우리나라의 의과대학(醫科大學)처럼 활법(活法)을 학문(學問)으로서 연구(硏究)하며 졸업후 활법원(活法院)을 개업하여 독립(獨立)된 업종(業種)으로 인정（認定）받고 있으나 우리나라에서는 대부분의 활법사（活法師）들이 무술인（武術人）으로 고단자（高段者）에 한（限）하여 전수（傳授）되어 왔던 것이다.

근래（近來）에는 외국（外國）의 카이로 프락틱 대학（大學）과의 교류도 잘되고 있는 실정으로 활법（活法）의 개발도 매우 향상（向上）되어 동양특유（東洋特有）의 활법（活法）과 서양（西洋）의 활법（活法）을 복합（複合）한 과학적（科學的）이고 체계적（体系的）인 학문의 단계에 이르게 된것이 매우 다행스러운 일이지만 활법（活法）이란 소생술（蘇生術）을 뜻하므로 활법（活法）이 살법화（殺法化）되지 않도록 충분히 습득하여 고도（高度）의 기술（技術）을 익힌후 시술（施術）해야 한다.

2. 골계(骨系)

(1) 뼈의 구조론

뼈는 크게 나누어서 골막(骨膜), 골질(骨質), 골수(骨髓)등으로 구분한다.

① 골막(骨膜)

　　뼈를 싸는 강한 결합조직(結合組織)의 막이며 혈관과 신경이 많이 들어 있다. 뼈를 보호하고 뼈의 영양(榮養)을 다스리며 뼈의 재생(再生)에 중요한 역할을 한다.

　　뼈에 강한 타박같은 충격을 받을때에 아픈 것은 골막에 신경 조직이있기 때문이다.

② 골질(骨質)

　　바깥과 속의 두가지 층으로 되어 있는데 바깥층을 치밀질(緻密質) 이라 하고 속 위층을 해면질(海綿質)이라 한다. 치밀질을 피질(皮質)이라고하는데 이는 견고하며 그속에는 혈관이나 신경이 통하는 가느다란 영양관(榮養管)이 많이 있다.

　　해면질은 해면과 같은 모양의 조직이며 많은 소강(小腔)이 있다. 이 조직은 부서지기 쉬운 취약(脆弱)한 조직이다.

③ 골수(骨髓)

　　해면질의 내부는 공동이며 이 수강(髓腔)속에 해면질의 조그만 강소(腔所)안에는 연한 골수(骨髓)가 들어있다.

　　새로운 피를 만드는 조혈기능(造血機能)이 있다.

　　골수속에는 적골수(赤骨髓)와 황(黃)골수의 두 가지가 있는데 조혈기능이 왕성한 붉은 골수는 뼈속으로 들어온 혈관과 연결되어 그 작용이 퇴화하여 지방화(脂肪化)한 수건골수를 이른바 황골수라고 한다.

(2) 뼈의 형성론 (形成論)

뼈의 생긴모양에 따라 장골(長骨), 단골(短骨), 편평골(扁平骨)등으로 구분한다.

① 장골(長骨)

관상(管狀)의 뼈를 말한다. 양단(兩端)을 골단(骨端), 중앙부를 골간(骨幹)이라 부른다.

내부에 골수(骨髓)가 들어 있는 수강(髓腔)이 있다.

팔, 다리(体肢)뼈가 이에 속한다.

② 단골(短骨)

관상의 뼈로 장골(長骨)보다 짧은 뼈를 말한다.

척추골(脊椎骨), 지골(指骨)이 이에 속한다.

③ 편평골(扁平骨)

납작하고 편평한 판상(板狀)의 뼈를 말하며 두개골 (頭蓋骨), 견갑골(肩胛骨) 등을 말한다.

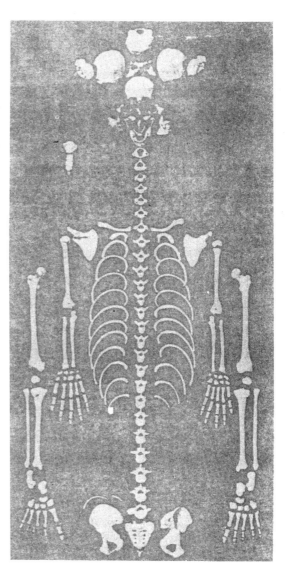

(3) 뼈의 연결

두 개 이상의 뼈가 연결될 경우에는 세 가지 방법이 있다.

① 봉합(縫合)

뼈와 뼈의 접촉면이 톱니(鋸齒)와 같이 결합해서 밀착한 것이며, 전혀 움직이지 않는다. 이를 테면 두개골(頭蓋骨)의 결합상태를 봉합 이라고 한다.

② 연골결합(軟骨結合)

뼈와 뼈사이에 연골이 있어서 결합하는 것이며 이를테면 흉골(胸骨) 과 늑골(肋軟骨)이 결합된 상태를 말한다.

③ 관절(關節)

뼈와 뼈가 관절을 이루어 연결한 것으로 운동을 할 수 있는 구조로 되어 있다.

관절을 만드는 두개의 골단(骨端)은 하나의 관절두(關節頭)라 하여 볼록(凸面)하고 한쪽은 관절와(關節窩)라 하여 오목(凹面)하다. 관절와와 관절두에는 관절연골로 덮혀 있어 매끈매끈하기 때문에 운동이 자유롭고 충돌하지 않는다.

관절전체는 바깥으로부터 강한 막(膜)으로 된 관절낭(關節囊)으로 싸여져 있다. 그 내면에는 활막(滑膜)이 있으며 매끄러운 활액(滑液)이 나오고 있다. 이 활액은 관절면의 마찰을 적게한다. 관절의 바깥에는 강한 결합조직으로 된 인대(勒帶)가 양쪽 뼈에 붙어있어 관절을 보호하고 관절의 과도한 신전(伸展)을 방지하는 역할을 한다.

(4) 관절(關節)의 종류(種類)

관절두(關節頭)와 관절와(關節窩)의 형상에 따라 그 운동이 극히 자유로운 관절과 운동범위가 제한되어 있는 관절에는 다음과 같은 종류가 있다.

① 구관절(球關節)

관절두가 공모양으로 되어 있고 관절와는 그 반대로 오목하게 파여져 있어 자유로히 운동할 수 있다. 예 : 편관절(扁關節), 고관절(股關節)

② 상안관절(狀鞍關節)

양쪽의 골단이 안장(鞍裝)모양인 것을 말한다.

예 : 완관절(腕關節)

③ 접번관절 (蝶番關節)

운동방향이 한쪽 방향인 것을 말한다.

예 : 슬관절 (膝關節) , 주관절 (肘關節) , 지관절 (指關節)

④ 차축관절 (車軸關節)

예 : 경추관절 (頸椎關節)

⑤ 과상 (顆狀) 관절

예 : 악 (顎) 관절

관절 (關節) 의   운동 (運動) 과   장애 (障碍)

관절의 작용에 따라 여러가지 운동이 이루어지는데 관절에 무리한 힘이 가해지거나 과격한 운동으로 인대 (勒帶) 가 지나치게 늘어지거나 찢어지게 되면 관절부위가 몹시 아프고 부어 오른다. 이것을 이른바 염좌 (捻挫) 라 한다. 그리고 관절면이 밖으로 벗어나는 수가 있다. 이것을 탈구 (脫臼) 라 하는데 복원 (腹元) 처치를 해도 염좌와 같은 동통 (疼痛) 과 종창 (腫脹) 이 일어나는 수가 있다.

(5) 뼈의 기능 (機能)

① 신체 (身体) 의 지주 (支柱) 로서 자세를 형성 (形成) 하고 중력 (重力) 을 지탱한다.

② 체강을 만들어 내장기를 보호한다.

③ 연골, 근, 인대, 관절막으로 연결되어 관절을 형성 (形成) 하며 여러 각도로 움직인다.

(6) 전신 (全身) 의 골격 (骨格)

① 두개골의 골격 (인대결합) 23 개

◦ 뇌두개골 8 개 (전두골 1 , 두정골 2 , 후두골 1 , 측두골 2 , 접형골 1 , 사골 1)

o 안면두골 15개 (비골 2 , 서골 1 , 누골 2 , 하비갑개골 2 , 상악골 2 , 하악
골 1 , 협골 2 , 구개골 2 , 설골 1)

② 체간의 골격 58개
o 척추 33개 (경추 7 , 흉추 12 , 요추 5 , 선추 5 , 미추 4)
o 흉곽 25개 (늑골 24 , 흉골 1)

③ 사지 (四肢)의 골격 126개
o 상지 64개 (견갑골 2 , 쇄골 2 , 상완골 2 , 요골 2 , 척골 2 , 수골 54)
o 하지 62개 (관골 2 , 대퇴골 2 , 슬개골 2 , 경골 2 , 비골 2 , 족골 52)

두 개 골			체 간			사 지			계
뇌	안 면	소 계	척 추	흉 곽	소 계	상 지	하 지	소 계	
8	15	23	33	25	58	64	62	126	207개

성인뼈 = 207개 (206개 ~ 209개)

(7) 뼈의 위치 및 형태 (形態)

① 뇌두개 (腦頭蓋)

뇌두개는 뇌 (腦)를 넣는 강소 (腔所)를 이루고 안면 두개는 얼굴(顏面)
을 이룬다. 전두골, 두정골, 후두골, 측두골은 편평골로서 외면은 둥글게 나
와 있고 안쪽은 오목하게 파여져 있다.

② 전두골 (前頭骨)

전두부 (前頭部)에 있다.

③ 두정골 (頭頂骨)

머리 정수리를 덮고 있는 두쪽의 뼈를 말한다.

④ 측두골 (側頭骨)

두개의 양쪽 측면에 있는 뼈로서 외면에는 외이공 (外耳孔)과 유양돌기

(乳樣突起)가 있으며 내부 (內部)에는 고실 (鼓室)이 있다. 내면 (內面)에는 추체부 (鎚体部)가 있고 그 안에는 "내이 " (內耳)가 있다.

⑤ 후두골 (後頭骨)

후두부 (後頭部)에 있으며 밑면에는 대후두공 (大後頭孔)이라는 커다란 구멍이 있어 척추관 (脊樞管)과 통한다.

⑥ 봉합 (縫合)과 천문 (泉門)

전두골 (前頭骨)과 두정골 (頭頂骨)이 맞닿은 봉합을 관상 (冠狀)봉합, 두정골과 후두골이 맞닿은 봉합을 인자 (人字)봉합이라 한다.

초생아 (初生兒)에는 전두골과 좌우의 두정골 사이에 미화골 (未化骨)된 말랑말랑한 막양부 (膜樣部)가 있다.

이것을 대천문 (大泉門)이라 하고 좌우의 두정골과 후두골과의 사이에 있는 소천문 (小泉門)은 3개월만에 아문다. (化骨)

⑦ 접형골 (蝶形骨)

두개저 (頭蓋底)의 중앙부에 위치하여 있고 흡사 나비와 같은 형상을 한 뼈이다. 중앙에 인상 (鞍狀)의 오목한 곳을 토이기안 (土耳其鞍)이라 하는데 그속에 뇌 (腦)의 일부인 뇌하수체 (腦下垂体)가 들어있다.

⑧ 사골 (篩骨)

접형골 (蝶形骨)과 전두골 사이에 있으며 비강 (鼻腔)의 상개 (上蓋)를 이룬다. 이 뼈에는 많은 작은 구멍 (후각 (嗅覺)신경이 통하는 통로 역할을 한다)이 있다.

⑨ 비골 (鼻骨)

비근부 (鼻根部)에 있는 조그마한 뼈이다.

⑩ 누골 (淚骨)

안와 (眼窩)의 내벽 (內壁)에 있는 아주 작은 뼈이며 부서지기 쉬운 뼈이다.

⑪ 하비갑개 (下鼻甲介)

비강 (鼻腔)의 외측벽에 부착된 작은 조개껍질 (見狀)모양의 뼈이다.

⑫ 상악골 (上顎骨)

상안부 (上顔部)를 차지하는 복잡한 모양의 커다란 뼈이다. 하면 (下面)에는 치근 (齒根)을 넣는 움푹파인 치조 (齒槽)가 있다.

⑬ 하악골 (下顎骨)

아랫턱의 뼈를 말한다. 즉 하안부 (下顔部)를 차지하는 말굽 (馬蹄)모양의 강한 뼈이다. 앞쪽에는 치조 (齒槽)가 있고 뒷쪽으로 뻗은 돌기 (突起)는 측두골 (側頭骨)과 관절 (關節)을 이룬다. 이것을 악 (顎) 관절이라 한다.

⑭ 구개골 (口蓋骨)

" L "자형의 뼈로서 비강 (鼻腔)의 측벽 (側壁)과 골구개 (骨口蓋)의 뒷부분을 이룬다.

⑮ 협골 (頰骨)

뺨의 상방 (上方)에 돌출한 불규칙 (不規則)한 4변형 (邊形)의 뼈이다.

⑯ 설골 (舌骨)

후두의 상부, 설근 (舌根)의 하부에 있는 말굽모양의 조그만 뼈이다.

⑰ 서골 (鋤骨)

비중격 (鼻中隔)의 일부를 이루는 호미 (鋤)모양의 얇은 뼈이다.

⑱ 비강 (鼻腔)

비강은 사골 (篩骨)과 서골 (鋤骨)로 이루어진 비중격 (鼻中隔)에 의하여 좌우로 나누어져 있다. 외측벽 (外側壁)은 주로 상악골 (上顎骨), 앞쪽은 비골 (鼻骨), 상벽 (上壁)은 사골로 둘러싸여 있다.

또 외측벽에는 상, 중, 하의 비갑개 (상, 중갑개는 사골의 일부)가 있으며 상, 중, 하의 비도 (鼻道)를 이루고 있다.

접형골 (蝶形骨), 사골 (篩骨), 상악골 (上顎骨), 전두골 (前頭骨)안에

는 공기가 들어 있는 강동(腔洞)이 있다.

상악의 강동(腔洞)을 상악동(上顎洞) 또는 하이모아동(antrum of highmore)이라고도 말하며 전두골의 것을 전두동(前頭洞)이라고 말한다. 이들 강동을 일반적으로 부비강(副鼻腔)이라 하는데 상악동과 전두동은 중비도(中鼻道)에 개구(開口)하고 또 비누관(鼻淚管)은 하비도(下鼻道)에 개구(開口)한다.

사람이 울면 눈물이 코로 흐르는 것은 눈물이 비누관으로 흘러 나오기 때문이다. 그리고 축농증(蓄膿症)이라고 하는 것은 이 부강 속에 고름(pus)이 고이는 병을 말한다.

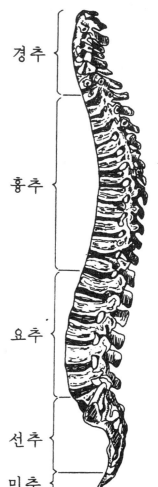

두개강은 밑바닥 부분이며 그안에 뇌(腦)가 들어있다. 특히, 전반부(前半部)에는 구멍이 많으며 그속을 혈관이나 신경이 통하고 있다. 그중에서도 후두골의 앞쪽에 있는 구멍이 가장 큰데 이것을 대후두공(大後頭孔)이라고 부르며 그안을 척수(脊髓)가 통한다.

뇌저(腦底)의 중앙부는 구멍이 가장 많으므로 이 부분은 외상(外傷)으로 말미암아 골절이 일어나기 쉽다. 이것을 두개 저골이라 한다.

o 척 추(脊椎)

우리 인간이 두발로 서 있으면 무거운 머리를 척추(脊椎)로 받쳐있게 되므로 척추는 인간이 대들보라고들 한다.

이러한 척추를 여러가지로 구분하면 다음과 같다.

경추(頸椎) 7마디, 흉추(胸椎) 12마디, 요추(腰椎) 5마디로 성인(成人)은 24개의

경추

흉추

요추

선추

미추

척추(脊椎)를 가지고 있으며 선추(仙椎)와 미추(尾椎)는 성장되면서 한덩어리로 되므로 이를 선골(仙骨)과 미골(尾骨)이라 한다. 그리고 구간(軀幹 : 젖을 먹고 자라는 동물의 몸통)을 이루고 있는 골격은 흉골(胸骨)과 늑골(肋骨)이다.

이런 척추는 구간(軀幹)의 후벽(後壁)에 있으며 그 지주(支柱)를 이룬다.

그 상부는 두개골, 중부는 늑골, 하부는 관골(寬骨 : 응치뼈)과 맞닿아 있다.

척추는 뒤에서 보면 일직선으로 보이지만 측면에서 보면 경부(頸部)와 요부(腰部)는 전면으로 만곡(彎曲)되어 있으며 이것을 전만(前彎)이라고 한다.

그리고 흉부와 선골부는 후면으로 만곡되어 있어 이것을 후만곡(後彎曲)이라고 한다.

척추는 위로부터 경추, 흉추, 요추, 선추, 미추로 구분하며 척추를 이루고 있는 한마디 한마디의 뼈를 추골(椎骨)이라 한다.

ㅇ 추골(椎骨)

추골은 중앙에 추공이 뚫어져 있으며 추골이 연결되어 하나의 관을 이루고 있어 이것을 척추관(脊椎管) 또는 척추강(脊椎腔)이라고 한다.

척추관에는 중추신경인 척수(脊髓)가 들어 있으며 척수는 뇌에 연결되어 있고 제2 요추까지 내려와 있다. 명문혈(命門穴까지)

제2 요추밑은 마총(馬叢)을 이루고 있고 척수에서는 31개(좌우62개)의 척수신경이 나와 전신을 지배하고 있다. 이의 전지(前枝)는 운동신경(運動神經)이며 후지(後枝)는 지각신경(知覺神經)이라고 한다. 이러한 척수의 굵기는 직경 약 1 cm정도로 경부와 요부는 팽대(膨大 : 부풀어 올라커짐)를 이루고 있다. 이 추골은 피부표면에서도 만져지는 하나의 극돌기(棘突起)와 옆으로 뻗은 두개의 횡돌기(橫突起)가 있고 각 추골간에는 추간판이 들어 있어 이것을 DISC 라고 부른다.

이 추간판은 섬유조직이며 그 가운데 계란 노른자위와 같은 "제리" 모양의 수핵 (髓核) 이 들어있다.

추간판은 충격의 흡수작용을 하여 추골이 좌우로 원활하게 움직일 수 있도록 베아링과 쿳숀의 역할을 하고 있는 것이다.

이 추간판은 혹사 (酷使) 를 당하게 되면 찢어지게 마련이고, 감당할 수 없는 압력이 가하여 지면 수핵 (髓核) 이 척추 뒷쪽으로 돌출하게 된다.

이것을 추간판탈출 (椎間板脫出) 이라 하여 일명 디스크 헤르니아 (DISC HERNIA) 라고 한다.

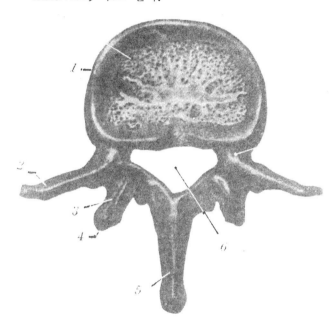

1. 추체 (椎體)

2. 횡돌기 (橫突起)

3. 상관절돌기 (上關節 突起)

4. 유두돌기 (乳頭突起)

5. 극돌기 (棘突起)

6. 추공 (椎孔)

이것이 하지를 쓸수 없게도 한다.

이렇게 튀어나온 수핵은 그곳을 지나가는 척수신경 (脊髓神經) 을 건드리게 마련이고 이때 이 척수신경이 지배하는 전구역 (全區域) 에 방사성통증 (放射性痛症) 이 일어나게 된다.

예를들면 경부의 탈출시는 상지신경통 (上肢神經痛) 이 오고 흉부 (胸部) 의 탈출시는 늑간신경통 (肋間神經痛), 요추 (腰椎) 의 탈춘시는 하지신경통 (下肢神經痛) 이 온다.

요추의 추간판이 잘 빠지는 곳은 다음과 같다.

제 3,4 추간

제 4,5 추간

제 5 선골이 잘 빠지며 이때는 요통과 하지신경통 즉 좌골신경통 증상

이 온다.

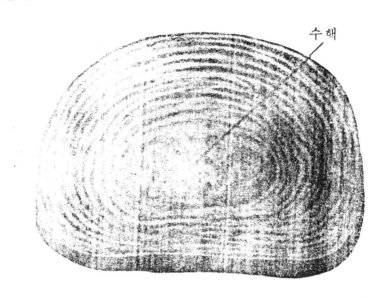

수핵

추간판(椎間板) : 일명 디스크

o 경추(頸椎)

제 1 경추를 환추(環椎)라 하는데 가락지 모양이다.

제 2 경추인 축추(軸椎)위에 얹혀져 있다. 두개의 전후좌우 위 회전(廻轉)이나 경사(傾斜)운동이 자유로운 까닭은 환추와 축추가 이루는 관절에 의한 것이다.

o 경추탈항(頸椎脫肛)은 제 5,6 추

제 6,7 추

제 7 경추, 제 1 흉추관이 제일 잘 빠진다.

o 선골(仙骨)

5개의 선추가 유합하여 이루어진 2등변 삼각형상의 한개의 뼈로 이루어져 있다.

척   추

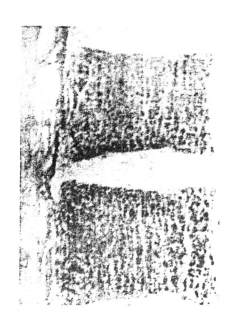

정중단면（正中斷面）

전면오요추（五腰椎）와 천골（薦骨）

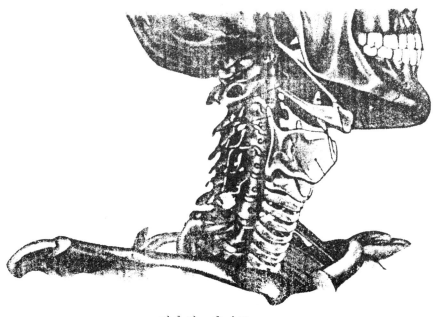

경추의 측면도

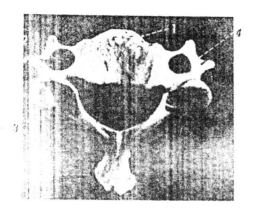

1. 추체(椎体)
2. 추공(椎孔)
3. 상관절돌기(上關節突起)
4. 횡돌기(橫突起)
5. 극돌기(棘突起)

제 4 경추 상면

이럴때는 두항통(頭項痛)과 상지신경통이 온다.

○ 미골(尾骨)

　3～5개의 조그마한 미추(尾椎)가 유합하여 이루어진 것으로 인류(人類)의 선조시대에는 짐승과 같은 꼬리였는데 이것이 진화(進化) 하였다는 설이 있다.

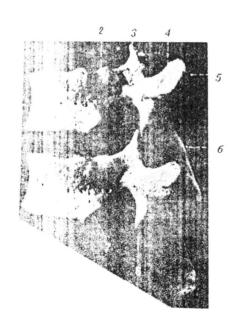

1. 추체(椎体)
2. 상늑골와(上肋骨窩)
3. 상관절돌기(上關節突起)
4. 횡돌늑골와(橫突肋骨窩)
5. 횡돌기(橫突起)
6. 극돌기(棘突起)
7. 하늑골와(下肋骨窩)
8. 하관절돌기(下關節突起)

제 7.8 흉추측면

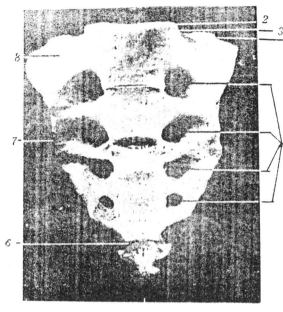

1. 상단면(上端面)
2. 갑(岬)
3. 상관절돌기(上關節突起)
4. 횡돌기(橫突起)
5. 선골공(仙骨孔)
6. 하단면(下端面)
7. 이상면(耳狀面)
8. 외측부(外側部)

선골 및 미골

o 흉곽(胸廓)

  구흉(鳩胸)이란 흉골이 돌출하여 그전후경(徑)이 긴 것을 말한다.

o 흉골(胸骨)

  전흉부(前胸部), 정중선상(正中線上)에 있는 검상(劍狀)의 편평한 뼈이다. 골수액을 검사할때 이 흉골을 천자(穿刺)한다.

o 늑골(肋骨)

  좌우로 12개씩 나란히(흉추에서 흉골쪽으로)배열된 궁상(弓狀) 굽은 장골(長骨)로서 흉골에 연결되는 부위에는 연골(軟骨)로 되어 있다. 위의 흉곽은 12개의 흉추, 12(對)의 늑골(肋骨) 1개의 흉골(胸骨)로서 이루어진 초롱(籠狀) 모양의 골격이다.

  편평흉(扁平胸)이란 그 전후경(前後徑)이 짧은 것을 말하며 12대(對)의 늑골(肋骨)은 흉골에 연결되어 있어 이것을 진늑골(眞肋骨)이라 하고 제일 밑의 2대(對)의 늑골은 흉골과 유리(遊離)되어 있어 이것을 가늑골(假肋骨)이라 한다.

o 상지골(上肢骨)

양측 총수 64개의 뼈로서 이루어졌다. 쇄골(鎖骨2개), 견갑골(肩胛骨 2개), 상완골(上腕骨2개), 척골(尺骨2개), 요골(橈骨2개), 수근골 (手根骨16개), 중수골(中手骨10개), 지골(指骨28개)등으로 이루어져 있다.

o 쇄골(鎖骨)

흉골의 상단에서 거의 수평(水平)으로 뻗은 장골이다.

o 견갑골(肩胛骨)

척추의 좌우 양측에 있는 3각형의 커다란 편평골이다. 이것을 견극뼈라 고도 한다. 외측단(外側端)에는 커다란 견봉돌기(肩峰突起)가 있고 상완 골두(上腕骨頭)와 관절하는 커다란 관절와(窩)가 있다. 이 관절을 견관 절이라 한다.

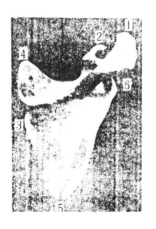

1. 견봉(肩峰)
2. 오구돌기(烏口突起)
3. 견갑극(肩胛棘)
4. 상각(上角)
5. 하각(下角)
6. 관절와(關節窩)

견갑골 背側面(배측면)

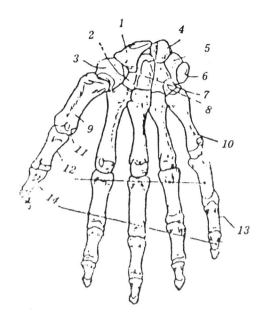

• 수골(手骨)
1. 손의 주상골(舟狀骨)
2. 소다각골(小多角骨)
3. 대다각골(大多角骨)
4. 월상골(月狀骨)
5. 삼각골(三角骨)
6. 두상골(豆狀骨)
7. 유두골(有頭骨)
9. 제1중수골(第一中手骨)
10. 제5중수골(第五中手骨)
11. 종자골(種子骨)
12. 기절골(基節骨)
13. 중절골(中節骨)
14. 말절골(末節骨)

○　상완골(上腕骨)

　　상완부에 있는 장골로서 상지중에서 가장 크다. 그 상단에는 구상의　상완두(上腕頭)를 이루고 견관절(肩關節) 하단(下端)에는 전완(前腕)　의 척골(尺骨)과 요골(橈骨)이 맞닿아 관절을 이루는 활차(滑車)와　소두(小頭) 등이 있다.

○　척골(尺骨)

　　새끼손가락(小指)쪽에 있는 장골이다. 그 상단은 주두(肘頭)를 이룬다.

○　요골(橈骨)

　　엄지손가락(母指)쪽에 있는 장골로서 이 요골의 하단(下端)에서　맥박을 짚는다. 척골과 요골은 그 상하단(上下端)에서 관절을 이루고 손의　회내(回內), 회외(回外) 운동을 행한다.

○　수근골(手根骨)

　　주상골(舟狀骨), 월상골(月狀骨), 삼각골(三角骨), 두상골(頭狀骨), 유두골(有頭骨), 대다각골(大多角骨), 소다각골(小多角骨)등 8개의　작은 단골(短骨)로서 이루어졌다.

　이들의 뼈와 요골하단과는 수관절(手關節)을 이룬다. 손목의 염좌(捻
挫)는 이 관절의 장애(障碍)이다.

○　중수골(中手骨)

　5개의 작은 장골로서 이루어졌다.

○　지골(指骨)

　중수골보다 짧다. 엄지손가락 : 모지(母指)는 2개, 시지(示指), 중지
(中指), 약손가락 : 약지(藥指), 새끼손가락 소지(小指)는 각각 3개의
지골(指骨)로서 이루어졌다.

○　하지골(下肢骨)

　하지골은 관골(寬骨 2개), 대퇴골(大腿骨 2개), 슬개골(膝蓋骨 2개),
경골(脛曲 2개), 비골(腓骨 2개), 족근골(足根骨 14개), 중족골(中足骨
10개), 지골(指骨·趾骨 28개)등 좌우 합계 62개의 뼈로서 이루어졌다.

○　관골(寬骨)

　이것은 장골(腸骨), 좌골(坐骨), 치골(恥骨)의 3개골이 유합(癒合)
하여 이루어진 것이다. 외측(外側)에는 깊은 관절와(寬節窩)가 　있는데
이것은 관골구(寬骨臼)라 하며, 대퇴골두(大腿骨頭)와 고관절(股關節)
을 이룬다. 관골은 치골(恥骨)부위에서 연골로 결합되어 있는데 이것을 치
골결합(恥骨結合)이라 한다.

골반(骨盤)

전면(前面)

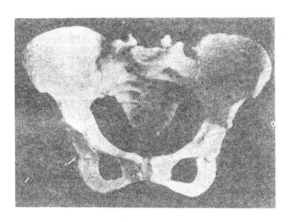 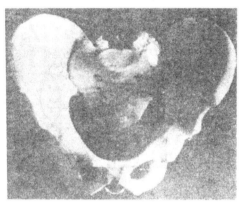

여성의 골반   남성의 골반

후면(後面)

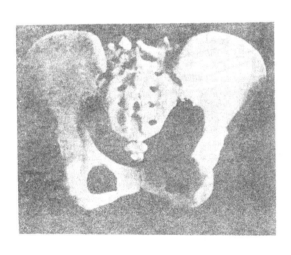 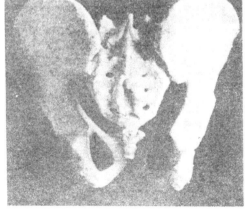

여성의 골반   남성의 골반

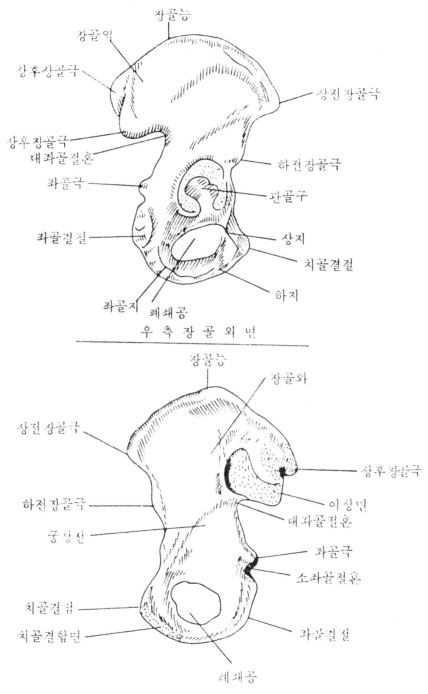

장골능

장골익

상후상골극

상진장골극

상후장골극
대좌골절흔

하전장골극

좌골극

관골구

좌골결절

상지

치골결절

하지

좌골지 폐쇄공

우 측 장 골 외 면

장골능

장골와

상전상골극

상후장골극

이상면

하전장골극

대좌골절흔

궁상선

좌골극

소좌골절흔

치골결절

치골결합면

좌골결절

폐쇄공

수 측 장 골 내 면

o 골반(骨盤)

   좌우(左右)와 관골(寬骨) 및 선골(仙骨)과 미골(尾骨)로서 이루어졌는데 흡사 밑이 없는 화분(花盆)과 같은 모양을 하고 있다. 위의 넓게 벌어진 부분을 대골반(大骨盤)이라 하고 깊은 곳의 좁은 부분을 소골반(小骨盤)이라 하는데 보통 여기에 이루어진 강소(腔所)를 골반강(骨盤腔)이라 한다. 이 골반강에는 자궁(子宮), 난소(卵巢), 직장(直腸) 등이 있다. 골반의 크기는 정중경(正中徑), 횡경(橫徑), 사경(斜徑)등을 재어 표시한다.

   골반의 성별차이 : 남녀에 따라 골반의 크기와 모양이 다르다. 여성에 있어서는 골반의 입구(入口), 출구(出口)의 구경(口徑)이 남성보다 크다. 이 차이는 어렸을 때에는 별로 구별할 수 없으며 청춘기(靑春期)에 이르면 현저하게 달라진다. 분만(分娩)할 때에는 치골결합(恥骨結合)이 다소 벌어지고 미골(尾骨)이 뒤로 밀려 이른바 산도(產道)가 열린다. 골반이 협소(挾小)한 여성은 태아가 통과할 수 없어 자연분만(自然分娩)이 불가능 하므로 제왕수술(帝王手術)에 의한 분만을 필요로 한다. 그러므로 임신 중에는 평소에 골반의 크기를 측정하여 만일 골반의 크기가 비정상일 경우에는 분만에 임하여 당황함이 없이 미리 그 대비책을 강구 하도록 해야 한다.

o 대퇴골(大腿骨)

   사람의 뼈대중에서 가장 큰 뼈에 속한다. 거의 상완골과 같은 모양이다.
   상단은 구상의 대퇴골두(大腿骨頭)가 있고 관골과 고관절(股關節)을 이룬다.
   전슬부(前膝部)에 있는 접시모양의 편평골(扁平骨)이다.

o 경골(脛骨)과 비골(腓骨)

   하퇴(下腿)의 안쪽에 있는 커다란 뼈가 경골이고 바깥에 있는 뼈가 비골이다. 경골의 상단과 슬개골 하단과는 슬관절을 만든다.

o 족근골(足根骨)

   종골(踵骨), 거골(距骨), 주상골(舟狀骨), 입방골(立方骨) 3개의 설

상골(楔狀骨) 도합 7개의 단골(短骨)로서 이루어졌는데 경골과 비골은 거골(距骨)과 관절을 이루고 발뒤꿈치의 돌출을 만든뼈는 종골(踵骨)이다.

ㅇ 중족골(中足骨)

5개의 작은 장골로서 되어 있고 거의 중수골(中手骨)과 같다.

ㅇ 지골(指骨 · 趾骨)

손의 지골과 같이 엄지발가락 : 모지(母指)는 2개, 제2,3,4,5 지는 각각 3개로 이루어졌다.

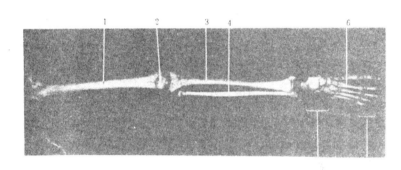

1. 대퇴골(大腿骨)
2. 슬개골(膝蓋骨)
3. 경골(脛骨)
4. 비골(腓骨)
5. 족근골(足根骨)
6. 중족골(中足骨)
7. 지골(指骨)

하지골(下肢骨)

3 . 근 계 (筋 系)

(1) 근 조 직 (筋 組 織)

근육은 근섬유(筋纖維)가 모여서 된 것이다. 근조직은 이를 구성하는 근섬유
의 종류에 따라 다음과 같이 분류한다.

① 골격근(骨格筋)

골격근은 횡문근(橫紋筋)이라고도 할 수 있다. 골격근은 근섬유에 가로 무
늬가 있어 가로 무늬근이라고도 할 수 있다. 골격에 분포(分布)하여 몸을 지
탱할 뿐 아니라 운동을 행하도록 한다.

② 평활근(平滑筋)

심장이외의 내장일체와 혈관에 분포하여 있다. 근섬유에는 무늬가 없다. 민
무늬근이라고도 한다.

③ 심근(心筋)

심장의 근육을 말한다. 심근도 근섬유에 무늬가 있으나 골격근과 같이 뚜렷
하지 않다.

(2) 근과 혈관 및 신경과의 관계

모든 근육에는 혈관(血管)이 분포되어 있어 근육에 영양소와 산소를 보급하
는 한편, 근육이 수축하여 발생한 탄산가스(CO_2)와 노폐물(老廢物)을 운반
한다. 그리고 근육에는 신경이 분포하여 뇌(腦)에서의 자극(刺戟)이 근육으
로 전달되어 근육이 수축하는 작용을 한다.

(3) 골격근(骨格筋)의 형상(形狀)

골격근은 횡문근 섬유가 다발로 되어 그 바깥을 근막(筋膜)으로 싸고 있다.
그 양쪽 끝이 힘줄로 연결되었는데 그것을 건(腱)이라 한다.

이 건이 뼈에 붙는다. 근육을 두(頭), 복(腹), 미(尾)로 구분한다.

두(頭)가 뼈에 붙는 쪽을 기시부(起始部), 미(尾)가 뼈에 붙어있는 곳을

정지부(停止部)라 한다. 근육의 중간부를 복(腹)이라 한다.

그리고 골격근은 그 형상, 소재, 운동방향, 작용에 따라 여러가지 명칭으로 표현한다. 그것을 열거하면 다음과 같다.

① 형상(形狀)에 따라 :

    방추근(紡錘筋), 우상근(羽狀筋), 방형근(方形筋)

② 두(頭), 또는 복(腹)의 수에 따라 :

    2두근, 3두근, 2복근

③ 주행(走行)에 따라 :

    직근(直筋), 윤근(輪筋), 사근(斜筋)

④ 부위(部位)에 따라 :

    완근(腕筋), 전두근(前頭筋)

⑤ 작용에 따라 :

    굴근(屈筋), 신근(伸筋), 호흡근(呼吸筋)

⑥ 운동방향에 따라 :

    내전근(內轉筋), 외전근(外轉筋), 회내근(回內筋), 회외근(回外筋)

(4) 근육의 보조장치(補助裝置)

① 근막(筋膜)

    하나 또는 그 이상의 근육을 싸고 있는 섬유성의 막이며 강하다. 근육이 지나치게 수축하지 않도록 보호한다.

② 활액낭(滑液囊)

    근육 및 근과 뼈사이에 있는 작은 주머니이며 그 속에 미끈미끈한 활액이 차있다. 근육의 마찰을 적게 하고 근육을 부드럽게 움직이게 한다.

③ 건초(腱鞘)

    팔다리에 있는 근육에는 끈 모양의 긴 힘줄(腱)이 있다. 이 건(腱)은 질긴 막성(膜性)의 집(초:鞘)에 싸여 있다.

이것을 건초라 한다. 건초속에는 위에 말한 활액이 있어 건(腱)의 운동을 원활히 한다.

(5) 중요한 골격근의 명칭과 작용

인체에는 대소(大小) 400여개의 골격근이 있으며 체중의 약 50%를 차지하고 있다.

① 두부(頭部)

엷은 근육이 두부를 덮고 있다.

② 안면부(顔面部)

약 30여개의 작은 근육이 있으며 감정과 표정(表情)을 나타내는 표정근(表情筋)과 음식을 씹는데 관계하는 저작근(咀嚼筋)이 있다.

③ 설근(舌筋)

근육으로 이루어진 기관인데 이것을 움직이게 하는 근육을 총칭하여 설근(舌筋)이라 한다.

④ 경부근(頸部筋)

머리나 몸을 움직이게 하는 것으로 그 하나에 흉쇄유돌근(胸鎖乳突筋)이 있다.

⑤ 배부근(背部筋)

등의 양쪽 윗부분에는 승모근(僧帽筋)이라는 큰 근육이 있다. 좌우가 정중선에 합하여 중의 고깔(僧帽)처럼 되어 있다. 좌우의 근육이 동시에 수축하면 앞가슴을 충분히 편 자세로 된다. 배부(背部)의 심부(深部)에는 수종의 근육이 있어 척추의 운동이나 머리의 운동을 행하게 된다.

⑥ 흉부근(胸部筋)

늑골(肋骨)과 함께 흉벽(胸壁)을 만드는 근육이다.

⑦ 대흉근(大胸筋)

전흉부(前胸部)에 있는 크고 넓은 근육이며 옆으로 올렸던 팔을 내리는 작용을 한다.

⑧ 늑간근(肋間筋)

　　상하 늑골사이에 있는 근육으로서 바깥에는 외 늑간근(外 肋間筋)안에는 내 늑
간골(內 肋間筋)이 있다. 각각 좌우대 (對)가 있는데 이 근육은 늑골을 아래 위
로 움직여 호흡운동을 행하게 된다.

⑨ 횡격막(橫隔膜)

　　속칭 가로막, 흉강(胸腔)과 복강 (腹腔)의 경계를 이루는 근육으로 된 막이
다. 이것은 포유류(젖먹이 동물 : 哺乳類)보다 하등(下等) 동물에는 없다.

　　흉강으로 향하여 둥근지붕 모양으로 되어 있으며 그 가운데 대동맥 (大動脈)
식도(食道), 대정맥 (大靜脈)등이 통해 있다.

　　수축을 하게 되면 둥근 지붕이 내려 앉아 평편해 진다.

　　이로 인하여 흉강은 확대(擴大)하고 폐에 공기가 들어가 폐가 확장(擴張)
하는 것이다. 이것을 횡격 호흡 또는 복식 호흡(腹式呼吸)이라 한다.

⑩ 복부근(腹部筋)

　　외복벽을 만드는 근육은 밖으로 부터 외복사근 (外腹斜筋), 내복사근 (內腹
斜筋), 횡복근(橫腹筋)의 순으로 각 1 대씩 있다. 전복벽에는 1 대의 복직
근(腹直筋)이 있다. 복부의 근육이 수축하면 횡격막 수축과 더불어 복강을
좁히고 복압(腹壓)을 높인다.

⑪ 서경관(鼠徑管)

　　하복부(下腹部)에는 외복사근의 밑을 이루는 서경인대 (鼠徑靭帶)가 있다.
이 인대 위로 하복벽 (下腹部)을 뚫고 복강내외 (腹腔內外)를 교통(交通)
하는 약 4 *cm*길이의 관(管)이 있다. 이것이 좌우 양측에 있다. 이것을 서경관
이라 한다. 창자의 일부가 이 관을 통하여 관밖으로 나온 것을 서경 헤르니아
(鼠徑 HERNIA) 한다.

⑫ 상지근(上肢筋)

　　견봉부(肩峰筋)에 있는 3 각형의 근육이다. 팔을 옆으로 올리거나
돌리는(외전) 내전(內轉)을 하는데 대흉근과는 반대로 길항적(拮

抗的)으로 움직인다.

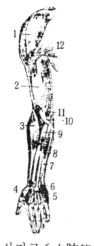
상지근 (上肢筋)

1. 삼각근 (三角筋)
2. 상완 이두근 (上腕 二頭筋)
3. 완요골근 (腕橈骨筋)
4. 단모지외전근 (短母指外轉筋)
5. 단장근 (短掌筋)
6. 장측수근인대 (掌側手根勒帶)
7. 척측수근굴근 (尺側手根屈筋)
8. 장장근 (長掌筋)
9. 요측수근굴근 (橈側手根屈筋)
10. 이두근 건막 (二頭筋 腱膜)
11. 원회내근 (圓回內筋)
12. 대흉근 (大胸筋)

⑬ 상완근 (上腕筋)

　상완어두근 (上腕二頭筋)의 근육들은 상완의 굴측 (屈側)에 있다. 전완 (前腕)의 굴곡 (屈曲)을 행한다.

⑭ 상완삼두근 (上腕三頭筋)

　상완의 신측 (伸側), 후면에 있으며 전완을 뻗친다.
　상완이두근과는 반대로 길항적 (拮抗的)으로 움직인다.

⑮ 전완 (前腕)

　전완 (前腕 아랫팔)에는 회내근 (回內筋)과 회외근 (回外筋)이 있으며 회내 회의운동을 행한다.

　손에는 다수의 작은 수근 (手筋)이 있어 손가락의 운동을 행한다.

⑯ 장요근(腸腰筋)

골반내부(骨盤內部)에서 대퇴골(大腿骨)에 이르는 근육으로서 대퇴를 고관절(股關節)에서 굽히는 작용을 한다.

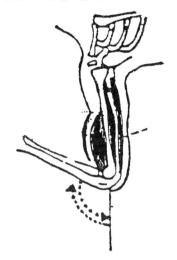

상완근과 상완삼두근의 길항작용

⑰ 대둔근(大臀筋)

엉덩이의 두터운 부분의 근육으로서 장요근과 반대로 길항(拮抗) 하여 고(股)관절을 뻗친다. 계단(階段)을 올라갈 때에는 장요근과 대둔근이 번갈아 움직인다.

⑱ 대퇴사두근(大腿四頭筋)

대퇴의 전면과 측면을 덮는 상당히 커다란 근육으로서 사두(頭)를 갖는다. 근미(筋尾)는 한개의 건(腱)으로 되어 슬(膝)관절의 앞, 경골(脛骨)상단(上端)에 붙어 있다.

이 근육은 하퇴를 신장(伸張)시킨다. 이 근육의 정지부(亭止部) 근처의건(腱)을 가볍게 두드리면 이 근육이 반사적(反射的)으로 수축(收縮) 하여하퇴(下腿)가 흔들리고 움직인다. 이것을 슬개건반사(膝蓋腱反射)라 한다.

⑲　하퇴（下腿）

　　하퇴（下腿）에는 전경골근（前脛骨筋）과 하퇴삼두근（下腿三頭筋）이 있다.
전경골근은 발을 족관절（足關節）에서 발등（背側）쪽으로 굽히고, 하퇴삼두근
（비복근（腓腹筋）과 평근（鮃筋）은 발밑（足底側）쪽으로 굽힌다.　　비복근
（腓腹筋）과 평근（鮃筋）：가재미근이라고도 한다）은 근미（筋尾）가　합하
여 하나의 건（腱）이 되어 발의 종골（踵骨）에 붙어 있다. 이것을 아키레스
（Achilles）건（腱）이라고 한다.

(6) 근육의　수축（收縮）

　　근육을 자극（刺戟）하면 흥분（興奮）하고 그 결과 근육이 수축（收縮）하면
서 전기（電氣）를 발생하는 동시에 열（熱）이 발생한다. 즉 자극（刺戟）에 의
하여 발생하는 에네르기（energy）의 일부가 근육의 수축에 쓰이고 그　밖에는
전기와 열에네르기로 된다. 수축한 근육에서 생기는 전류（電流）를 활동전류（活
動電流）라 한다.

　　근육을 흥분시키는 자극으로서는 기계적 자극（機械的刺戟）, 전기적 자극（電
氣的刺戟）, 온열적 자극（溫熱的刺戟）, 화학적 자극（化學的刺戟）등이 있다.

　　근육은 직접 이것을 자극하지 않더라도 근육에 분포한 신경（神經）을 자극하
면 같은 수축을 일으킨다. 자극을 다만 한번만을 가했을때에는 근육의　수축은
최고（最高）에 달하고 이어서 차츰 이완（弛腕）하여 원상태로 복귀한다.　이것
을 연축（攣縮）이라 한다.

　　자극을 몇번이고 계속하면 강축상태를 거쳐 드디어 수축불능（收縮不能）으로
된다. 이것을 피로（疲勞）라 한다. 근육의 주요 성분으로서는 수분 75 %, 단백질
（蛋白質）20 %　그밖에 소량의 당질 유기인삼염（有機燐酸盤）의 분해（分解）
에 의하여 생긴다. 근육의 피로（疲勞）는 이 유기인삼염의 결핍（缺乏）에　의
하여 일어나는 것인데 그리코겐（lycogen）이나 산소（酸素）의 부족으로　이
피로 상태를 빨리 오게한다. 그리코겐은 피속（血中）의 포도당（葡萄糖）에서
합성（合成）되어 근육속에서 저축된다. 운동전（運動前）에 포도당을　보급（補
給）하면 피로를 늦춘다. 그리코겐은 근육이 수축할 때에는 유산（乳酸）으로 분

해되는데 그 일부는 다시 분해되어 탄산가스(CO_2)와 물(H_2O)로 되고 그 밖의 대부분은 그리코겐으로 재합성(再合成)된다.

(7) 열(熱)의 발생

근육이 수축할때에 열이 발생하는데 이 열은 혈액(血液)에 의하여 전신(全身)으로 퍼져 체온(體溫)을 유지하게 된다.

추울때에 운동을 하면 춥지않고 몸이 더워지는 것은 근육활동으로 말미암아 열이 산출하기 때문이다.

(8) 근육의 긴장(緊張)

신체의 근육은 언제나 일정한 긴장상태에 있다. 그러나 강축(強縮)과는 달리 많은 근섬유가 각각 때를 달리하여 수축하고 있기 때문에 전체로서 약한 수축상태를 나타낸다. 이것을 근육의 긴장이라 한다. 그 정도의 약한 수축으로는 근육운동을 일으킬 만한 수축력을 갖지 않고 따라서 피로(疲勞)도 일어나지 않는다.

마취(麻醉)를 하면 중추신경에서 근육으로 가는 자극(刺戟)이 없어지므로 근육의 긴장상태가 없어 진다. 골절(骨節)이나 탈구(脫臼)시에 복구 처치등을 하기 위해 마취를 하는 것은 근육의 긴장을 없게 하려는 것이다. 수면(睡眠)할때에도 근육의 긴장은 저하한다. 정신이 긴장할때에는 근육도 긴장하고 정신의 긴장이 풀어졌을때 몸 여러곳에 근육이 피로감을 느끼는 것은 그것때문인 것이다.

(9) 근육의 사경직(死硬直)

근육이 수축하면 그속에 유산(乳酸)이 생기는데 살아서 생체(生體)로 있는 동안은 근육속에서 산화(酸化)하여 물(H_2O)과 탄산가스(CO_2)로 분해되어 피속(血中)으로 운반된다. 그러나 개체(個體)가 죽으면 유산이 분해되지 않고 근육의 단백질(蛋白質)을 굳게(凝固)하기 때문에 근육이 굳어져 버리고 만다. 이것을 사경직(死硬直), 또는 사강직(死強直)이라 한다.

사후(死後) 2시간부터 굳어지고 24～48시간이 지나면 단백질이 변하여 연화(軟化)하기 시작한다.

4 . 신경계 (神經系)

　　우리들의 몸안에 각 조직, 기관계통이 각각의 기능을 충분히 발휘하고 끊임없이 바꾸어가는 외계의 변화에 대해서 생명을 보전 유지하여 가기 위해서는 신체의 각 부분이 서로 협조하여 작용할 필요가 있다. 이 협조를 맡는 것은 호르몬과 신경계 이다.

　　정신활동을 행하며, 신체각부의 기능을 협조하여 통제하는 것이 신경계이다.

◎　신경계의　분류

　　　　중추신경계 (中樞神經系) ········· 뇌 (腦) 및 척수 (脊髓)
　　　　말초신경계 (末梢神經系) ········· 뇌척수신경계 (腦脊髓神經系)
　　　　　　　　　　　　　　　　　　　　뇌신경 (腦神經)
　　　　　　　　　　　　　　　　　　　　척수신경 (脊髓神經)
　　　　자율신경계 (自律神經系) ········· 교감신경 (交感神經)
　　　　　　　　　　　　　　　　　　　　부교감신경 (副交感神經)

◎　신경조직 (神經組織)

　　신경조직은 신경세포와 이를 지지하는 신경교세포 (神經膠細胞)로 되어 있다.

(1) 신경세포 (神經細胞)

　　　보통 두 종류의 돌기가 있다.

　　　한개의 긴 돌기와 몇개의 짧은 돌기이며, 긴쪽은 세포의 흥분을 전달하고 짧은쪽은 딴 세포로 부터의 자극을 받아 들이는 것이다. 긴쪽을 신경돌기, 짧은쪽은 수상돌기 (樹狀突起)라고 한다.

　　　신경세포의 돌기를 일괄 (一括)해서 신경원 (神經元)이라고 부르고 있다.

　　　신경섬유란 이 신경돌기를 말하는 것이며 중심부분을 축색 (軸索)이라 부르고, 그 주위를 수초 (髓鞘)가 싸고 있다.

　　　이 수초는 신경섬유의 재생상 (再生上)에 있어 중요한 역할을 한다.

　　　신경원 뉴-론 끼리의 연락부분을 연접 (連接)이라고 부른다. 한쪽의　신경원의 신경돌기와 딴쪽의 신경원의 수상돌기가 연락해서 자극의 전달방향은 한 방향으로 한정되어 있다. 신경이 흥분할 경우에는 "전부(全部) 혹은 전무(全務)의 법칙에 따른다.

(2) 신경교세포(神經膠細胞)

이것도 다수의 돌기를 가지고 있는 세포이며 신경세포를 보호하고 그 영양에도 관계한다.

(3) 척수(脊髓)

뇌와 척수는 하나로 연결되어 있는 것이며 명확한 구별이 있는 것이 아니지만, 추체교차부터 아래를 척수라고 한다. 척수의 횡단면(橫斷面)은 둥그스름한 나원형(卵圓形)이며, 척주관(脊髓管)속에 있다. 척주관을 모두 채우는 것이 아니라 제1, 제2 요추의 높이 까지이며 원추(圓錐)모양으로 끝나고, 그것보다 밑은 척수의 하부로 출입하는 다수의 척수신경의 모임(말꼬리와 같다)이 있다.

척수의 굵기는(평균 1.0센티)평등하지 않고 경부 및 요부에서 굵으며 각각 경팽대(頸膨大), 요팽대(腰膨大)를 만들고 있다.

척수로 부터 좌우로 31쌍의 척수신경이 나온다.

(4) 척수의 구조

표면에 백실(白質), 심부(深部)에 회백질(H자모양을 이루는)이 있으며, 중심부에 뇌실의 계속인 중심관(中心管)이 있다. 회백질(灰白質)은 전각(前角), 후각(後角), 중간대(中間帶)로 나뉘어 진다.

전각으로부터 나오는 신경섬유의 다발(束)을 전근(前根), 후각으로 부터의 그것을 후근(後根)이라고 부른다.

전근─전각에 있는 신경세포(운동성) 및 측각(側角)에 있는 신경세포(교감신경성)의 섬유로 되어 있다. 즉, 운동신경과 교감신경으로 되어 있다.

후근─후각 및 중간대(中間帶, 부교감성)의 신경세포의 섬유로 되어 있고, 지각신경 및 부교감신경의 다발이다.

뇌와 척수(腦와 脊髓)

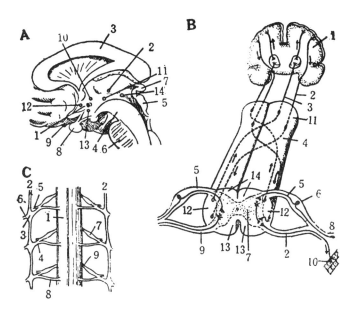

뇌(腦)와 척수(脊髓)

A. 시상하부(視床下部)

1. 시상하부(視床下部)｝간뇌(間腦)
2. 시상(視床)
3. 뇌량(腦梁)
4. 대뇌각(大腦脚)｝중뇌(中腦)
5. 사구판(四丘板)
6. 뇌교(腦橋)
7. 송과체(松果體)
8. 뇌하수체(腦下垂體)
9. 시신경(視神經)
10. 탄수화물교대중추(炭水化物交代中椎)
11. 혈관운동(血管運動)：땀분비(分泌)의 중추(中椎)
12. 수분교대중추(水分交代中椎)
13. 체온조절중추(體溫調節中椎)
14. 수면조절중추(睡眠調節中椎)

B. 흥분(興奮)의 전도(傳導)

1. 대뇌피질(大腦皮質)：(灰白質)
2. 운동신경(運動神經)
3. 지각신경(知覺神經)
4. 척수백질부(脊髓白質部)
5. 후근(後根)
6. 척수신경절(脊髓神經節)
7. 척수회백질부(脊髓灰白質部)：(灰白質)
8. 피부로부터의 지각신경(知覺神經)
9. 전근(前根)
10. 근육(筋肉)에 가는 운동신경
11. 연수(延髓)
12. 축색(軸索)
13. 전색(前索)｝척수백질부(脊髓白質部)
14. 후색(後索)

C. 척수(脊髓)와 교감신경간(交感神經幹)과의 연락(連絡)…(模型)

1. 척수(脊髓)
2. 교감신경간(交感神經幹)
3. 교감신경절(交感神經節)
4. 연합지(連合枝)
5. 척수신경(脊髓神經)
6. 교감신경(交感神經)
7. 척수신경절(脊髓神經節)
8. 전근(前根)
9. 후근(後根)

(5) 척수막 (脊髓膜)

척수는 뇌막 (腦膜)의 계속적인 척수막에 싸여 있다. 척수막은 바깥층의 경막 (硬膜)과 안층의 연막 (軟膜)으로서 되어 있다. 또한 연막 (軟膜)은 유막 (柔膜)과 지망막 (蜘網膜)으로서 되어 있다. 유막은 가장 안쪽에 있으며 직접 척수를 싸고 또 지망막과의 사이를 연막강 (軟膜腔) 또는 지망막하강 (蜘網膜下腔)이라 하며 그 속에는 척수액 (脊髓液)이 차 있다.

(6) 척수신경 (脊髓神經)

척수신경은 척수에서 나오는 운동신경로 (運動神經路)와 척수로 들어가는 지각신경로 (知覺神經路)로 이루어졌다. 운동신경은 전근 (前根)에서 나오고 자각신경은 후근 (後根)에서 들어간다. 전·후근 (前·後根)은 한묶음이 되어 척주관 (脊柱管)을 나온다. 지각신경은 후근의 일부에서 신경절 (神經節)을 만든다. 척수에서는 31 대 (對)의 척수신경 (운동, 지각신경혼합)이 나온다. 경 (頸)신경 8쌍, 흉신경 12쌍, 요신경 5경, 선 (仙)신경 5쌍, 비신경 1쌍등 31 대이다.

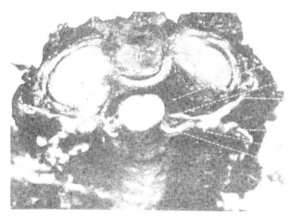

척수와 척수신경

Ⅰ. 척추의 상관절면 (上關節面)
Ⅱ. 추체 (椎体)
1. 경막 (硬膜)
2. 전근 (前根)
3. 전지 (前枝)
4. 후지 (後枝)
5. 척수신경절 (脊髓神經節)

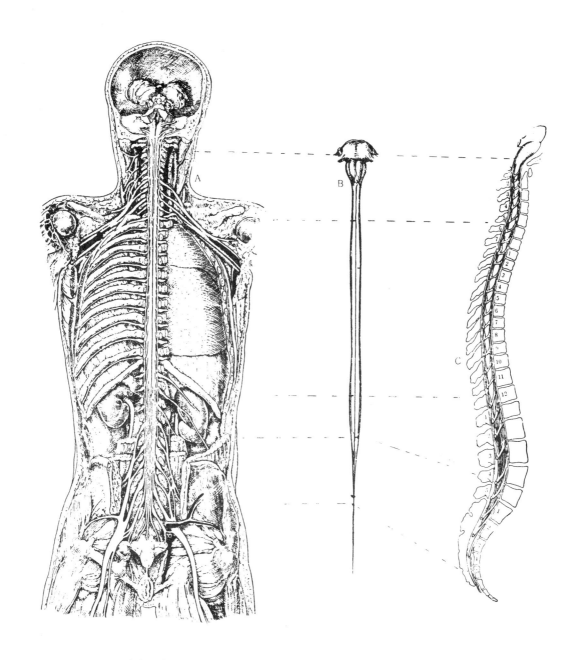

A : 척수 신경과 신경층을 포함한 뇌간과 척수의 후면도

B : 뇌간과 척수의 전면도

C : 척수와 척주의 전면를 보인 측면도

(7) 중요한 척수신경의 분포

① 횡격신경 (橫隔神經)

경수 (頸髓)에서 나와 횡경막에 분포한다.

② 상지 (上肢)

경수하부 (頸髓下部), 흉수상부 (胸髓上部)에서 나오는 것으로 액와신경 (腋窩神經), 정중신경 (正中神經), 척골신경 (尺骨神經) 요골신경 (腰骨 神經)이 있다. 상지 (上肢)의 운동과 지각 (知覺)을 다스린다.

③ 하지 (下肢)

요수 (腰髓)에서 나와 하지에 분포하는 것으로는 대퇴신경 (大腿神經)이 있다. 대퇴신경은 하퇴 (下腿)를 신전 (伸展)하는데 관계한다. 그리고 요 수 (腰髓)하부와 선수 (仙髓)에서 나와 하지 (下肢)에 분포하는 좌골신경 (坐骨神經)이라는 신경이 있는데 전신의 신경중 가장 굵은 신경이다. (펜 대만한 굵기이다) 이것은 하퇴 (下腿)를 굴곡 (屈曲)하는데 관계한다. 좌골신경은 하퇴에서 다시 경골신경 (脛骨神經)과 총비골신경 (總腓骨神經) 으로 갈라져 발에 분포하여 발의 운동과 지각을 다스린다. 그밖에 흉수 (胸 髓)에서는 늑간신경 (肋間神經)이 나와 흉, 복부 (胸, 腹部)에 분포한다. 그리고 선수 (仙髓)에서는 골반안의 장기 (臟器)와 음부 (陰部)에 분포하 는 신경이 있다.

(8) 척수의 전도로 (傳導路)와 반사 (反射)

① 전도로 (傳導路)

척수의 중요한 작용은 뇌에서 일어난 흥분과 자극 (刺戟)을 말초 (末梢) 에 전달하고 말초에서의 자극을 뇌로 전 (傳)하는 전도로 (傳導路)의 역할 을 한다. 척수의 상행 (上行)하는 신경섬유는 지각신경로 (知覺神經路)이다. 백질 (白質)을 하행 (下行)하는 신경섬유는 운동신경로 (運動神經路)이며 운동로 (運動路)의 중요한 것은 추체로 (錘體路)이다.

이것은 대퇴피질 (大腿皮質)의 좌우의 운동중추에서 출발하여 연수 (延髓

에서 대부분 교차(交叉)해 가지고 반대측으로 내려와 전근(前根)을 지나 말초(末梢)의 골격근(骨格筋)에 분포한다.

뇌속의 어느 부위에서 뇌출혈을 일으키면 출혈부와 반대측의 신체에 운동마비(運動痲痺)가 일어난다.

② 반사(反射)

척수(脊髓)는 반사중추(反射中樞)를 갖는다. 척수반사(脊髓反射)란 말초(末梢)에서의 자극(刺戟)이 대뇌피질(大腦皮質)까지 가지않고 척수의 중추에서 곧바로 말초의 원심로(遠心路)로 자극의 반사가 전달(傳達)되는 것이다.

* 대뇌, 소뇌와 척수의 기능을 나타내는 그림

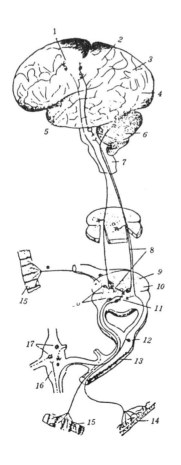

1. 안면, 사지의 운동중추부위
   (顔面四肢의 運動中樞部位)
2. 감각중추부위(感覺中樞部位)
3. 대뇌(大腦)
4. 시각중추부위(視覺中樞部位)
5. 청각중추부위(聽覺中樞部位)
6. 소뇌(小腦)
7. 연수(延髓)
8. 연결(連結) 뉴-론
9. 회백질(灰白質)
10. 백질(白質)
11. 시냅스
12. 감각(感覺) 뉴-론
13. 척수신경(脊髓神経)
14. 피부(皮膚)
15. 근육(筋肉)
16. 자율신경계 신경절
    (白律神經系神經節)
17. 뉴-론
18. 운동신경세포(運動神經細胞)

이를테면 뜨거운데 손끝이 닿으면 무의식적으로 손을 빼는 기민(機敏)한 운동은 반사(反射)에 속한다.

슬개건반사(膝蓋腱反射)나 방광반사(膀胱反射)도 척수반사에 속한다.

앞의 그림은 대뇌피질(大腦皮質)에서 간뇌(間腦), 중뇌(中腦), 연수(延髓)를 거쳐 척수(脊髓), 전근(前根)을 통하여 말초(末梢)에 이르는 전도로(傳導路)와 말초(末梢)에서 척추, 후근(後根)으로 해서 연수, 소뇌, 중뇌, 간뇌를 거쳐 대뇌피질로 거슬러 올라간 전도로를 표시한 그림이다. 본문과 잘 대조하여 읽으면 쉽게 이해할 수 있을 것이다.

* 척수의 전도로와 반사

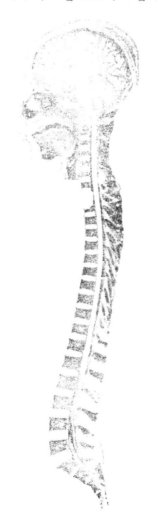

(9) 자율신경계 (自律神經系)

인체 (人體)는 오직 한개의 신경계 (神經系)로 되어있다. 이 한개의 신경계 (神經系)는 중요한 두개로 세분 (細分)한다. 즉, 체신경계 (體神經系)와 자율신경계 (自律神經系)며 이들 신경계 (神經系)를 구분 (區分)하는 많은 구조 (構造)들은 한개의 단위로서 기능 (機能)을 함께 발휘 (發揮)한다. 그들은 서로 협력 (協力)하여 체효과기 (體效果器)와 내장효과기 (內腸效果器)로서 우리몸의 팔등부위 (八等部位)에서 일어나는 많은 행동을 통합 (統合)해 준다.

자율신경계 (自律神經系)는 중추신경계 (中椎神經系)에서 내장효과기 (內腸效果器)로 가는 자극 (刺戟)을 전도 (傳導)하는 그들 자신의 운동성 (運動性) 뉴론과 일반적 (一般的)인 운동성뉴론으로만 구성되어 있다. 내장효과기란 두가지 방법으로 조직이나 장기에 관하여 정의할 수도 있다. 조직에 관하여는 내장효과기는 심장근 (心臟筋), 평활근 그리고 선세포로 구성된다. 그들 장기 (臟器)에 관하여는 내장효과기는 심장, 혈관, 홍채, 모양근, 모근 다양한 흉부 (胸部) 및 복부의 장기 (臟器)들 그리고 신체의 많은 선 (線)으로 구성된다. 자율신경계 (自律神經系)에 의해서 지배되는 이들 모두의 구조물들은 불수의 (involuntary)성으로 생각되어짐에 주의하면 된다.

그들은 우리의 의식조절과는 관계가 없다. 그들은 우리몸의 자동성이 있는 부위들이다. 그래서 그들은 우리 의지와는 상관없이 대부분 우리가 의식하지도 못할 정도로 그 기능을 발휘한다.

자율신경계는 체신경계와 마찬가지로 반사중원칙에서 기능을 발휘한다.

그러나 어떠한 지각성 뉴론이라도 자율신경 및 체신경 반사궁 양쪽에서 기능을 발휘할 수 있다. 예를들어 피부에 있는 냉각수용기에다 자극을 가하면 자율신경반사 및 체신경반사 모두를 유발시킬 수 있다.

* 자율신경계

부교감신경계는 좌측에 표시 했고 교감신경계는 우측에 표시했다.

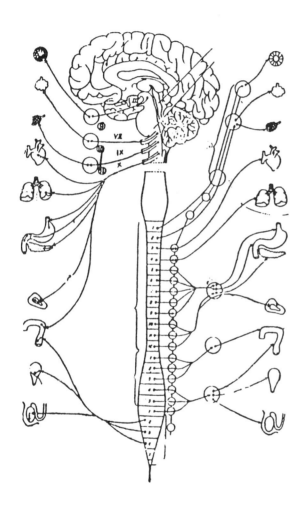

1. 중뇌(中腦)
2. 후뇌(後腦)
3. 경신경절(頸神經節)
4. 대내장신경절(大內腸神經節)
5. 상장간막신경절(上腸間膜神經節)
6. 하장간막신경절(下腸間膜神經節)
7. 선수(仙髓)
8. 종사(終糸)
9. 모양체신경절(毛樣体神經節)
10. 설상구개신경절(舌上口開神經節)
11. 이신경절(耳神經節)
12. 흉수(胸髓)
13. 요수(腰髓)
14. 골반신경(骨盤神經)
15. 홍채(虹彩)
16. 누선(淚腺)
17. 타액선(唾液腺)
18. 심장(心臟)
19. 폐(肺)
20. 신상체(腎上体)
21. 위, 십이지장, 췌장
22. 창자(腸)
23. 방광(膀胱)
24. 생식선과 그부속기

(10) 자율신경계의 구분

자율신경계는 해부학적 및 생리학적으로 구분되며 이를 교감신경과 부교감신경계라 한다.

① 교감신경 (交感神經)

척수의 전면 외측에 위치하고 있다. 신경절은 서로 연결하는 짧은 섬유들이 교감신경절 사이로 뻗어 있기때문에 그들은 다소곳이 목걸이의 2개 사슬처럼 보이고 (척수의 양쪽에 있는 각사슬은 제 2 경추에서 미추부위 까지 내려가 있다.)

그래서 " 교감사슬신경절 "이라고도 부른다.

② 부교감신경 (副交感神經)

내장효과기내 혹은 근처에 위치하고 있다.

한예로 모양 채신경절은 홍채 및 모양채근 근처와 안와의 후부에 위치하고 있다.

교감신경절에는 3개의 경수, 11개의 흉수, 4개의 요수 그리고 4개의 척수신경절이 각 교감신경 사슬에 있다. 몇몇의 교감신경절은 특히 , 복강신경절, 상하장간막 신경절 들은 척수로부터 짧은 거리내에 위치하고 있어서 측부신경절이라 불리운다.

③ 복강신경절 (해양신경총)

두개의 상당히 크고 납작한 신경절이 횡경막 바로밑에서 복강 동맥의 양측에 있다.

④ 상장간막신경절

상장간막 동맥이 시작하는 부위근처에 작은 신경절이 위치하고 있다.

⑤ 하장간막신경절

하장간막 동맥이 시작하는 부위 가까이에 작은 신경절이 위치하고 있다.

(11) 자율신경계의 일반적인 원칙

자율신경에는 다음과 같은 일반적인 원칙이 있다.

① 자율기능 및 향상성의 원칙

자율신경계(自律神經系)의 두 구분은 내장효과기의 기능을 조절하므로 향상성을 유지하거나 순간적으로 대처한다.

건강인에게서 향상성은 가장 긴장을 받은 조건을 제외하고는 유지된다.

② 상호자율신경 지배의 원칙

교감 및 부교감신경섬유를 받는 대부분은 내장효과기는 다음과 같은 장기들이다.

눈, 심장, 소화기계장기, 기관지, 장측골반이다.

③ 단독 자율신경지배의 원칙

약간의 내장효과기는 유일하게 교감신경섬유만을 받는 것으로 믿어진다. 예를들어 한선(汗腺), 털의 평활근(입모르) 및 대부분의 혈관들이 그렇다.

부신수질은 유일하게 절전교감 축사에 의해 신경지배를 받고 있다.

이러한 내분비선의 세포들은 절후교감뉴론이 변형된 것이라 할 수 있다.

④ 자율화학전달 물질의 원칙

모든 축삭이 종지부처럼 자율신경의 축삭의 종지부는 시납스 및 신경효과기 접합을 통해서 흥분을 전달하는 화학물질을 방출한다. 자율축삭은 그들이 방축하는 화학전달 물질에 의해서 2가지로 구분한다.

⑤ 자율신경 섬유의 긴장성 행동의 원칙

대부분의 자율신경 섬유들은 능동적으로 긴장을 하다. 이러한 것은 그들이 계속적으로 흥분을 전도하는 것을 의미한다.

능동적으로 긴장을 하는 자율신경섬유의 예로는 혈관으로 가는 아드레날린성 교감신경 섬유와 눈의 평활근 및 소화기 계통의 장기로 가는 교감 및 부교감신경섬유이다.

⑥ 자율 길항작용 및 가중의 원칙

　　교감성 및 부교감성 흥분은 이중신경 지배를 받는 그들의 내장기효과에 계속적으로 작용하는 길항적인 여향을 미친다.

⑦ 부교감성 우세의 원칙

　　정상조건하에서 소화선 및 소화기계통에 있는 평활근으로 가는 부교감성 흥분은 그들을 지배하는 교감성 흥분보다 우세하다.

⑧ 긴장상태하에서의 교감신경계 우세의 원칙

　　육체적, 감정적 원인으로 일어나는 긴장상태하에서는 주로 대부분의 내장효과기로 가는 교감신경계의 자극이 증가한다.

　　긴장에 대한 우리몸의 복잡방어기전의 첫단계의 하나가 교감신경 활동의 갑작스럽고 현저한 증가이다.

⑨ 비자율성의 원칙

　　자율신경계는 해부학적으로나 생리학적으로 결코 자율적이 아니다. 많은 중추신경계 뉴론의 축삭들이 교감신경과 부교감신경계의 절전뉴론과 시납스하고 있다. 그래서 그들의 활동성에 지대한 영향을 미친다.

5. 척추중요구성부분 (脊椎重要構成部分)의 해부 (解剖)

(1) 발생학 (發生學)

　　처음에 척추전방에 연골척색 (軟骨脊素)이 생기고 그 척색 (脊素)을 둘러 쌓듯이 연골성추골이 생겨서 그중에 추체 (椎體)와 좌우추궁 (左右椎弓)에 한개씩 계 (計) 3개의 제 1차골핵 (骨核)이 7 − 8주되면 우선 환추 (環椎)부터 형성된다. 골화 (骨化)는 경부 (頸部)에서 시작하여 차츰 미측 (尾側)으로 진화 (進化)된다. 추체 (椎體)와 추궁 (椎弓)은 1 − 2세 경에 합체 (合體)되나 하부 요추 , 선추 (仙椎)에서는 6세이후가 되며 , 추체상하면 (椎體上下面) 극돌기, 횡돌기 , 유양돌기의 각선단에 한개씩 계 (計) 9개의 제 2차골핵이 16 − 18세경에 나타나서 25 − 27세에야 합체된다. 미골 (尾骨)도 보통 4개이지만 3 − 5개의 경우도 있다.

　　추간판은 척색세포 (脊索細胞)의 변화와 주위에서 이를 둘러싼 교원선유 (膠原線維) 선유연골 (線維軟骨)의 출현에 의해 형성된다.

(2) 추간판 (椎間板)

　　추간판의 구성부분으로서 그 기능상 중요한 구조는 교차하는 망목상선유 (網

椎 　間 　板
（추간판）

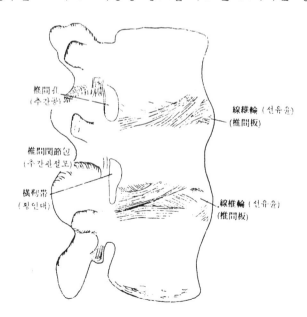

目狀線維）로 형성된 강인한 선유륜（線維輪）과 그 속에 쌓여져 있는 수핵（髓核）이다. 이는 추간운동의 중심이 되어 전후굴운동（前後屈運動）때 전후로 다소이동하고 척추에 종으로 걸리는 압력을 완화하는 작용을 하며 약년기에는 수분이 많은 반유동체（反流動體）이나 노년기에는 차츰 선유화（線維化）되어 그 기능을 잃게 된다. 그리고 전종인대（前縱靭帶）는 두꺼우나 후종인대（後縱靭帶）는 특히 외측부가 엷기 때문에 수핵이 탈출되기 쉽다. 또한 선유륜（線維輪）과 수핵은 영양혈관（營養血管）이 결여되어 추체에서 연골판（軟骨板）을 거쳐 침투성으로 양육되기 때문에 변성되기 쉽다.

(3) 척추혈관（脊椎血管）

① 동맥（動脈）

추골동맥（脊骨動脈）은 각 추간공높이에서 추골관내（脊骨管內）를 향해 뻗치고 있으며, 이것이 경추 및 그 일부의 경추를 양육하나 오히려 뇌저부（腦底部）에서 좌우추골동맥이 합류되어 척추전면（脊椎前面）을 내려가는 전척추동맥（前脊椎動脈）도 중요하다. 이것은 뇌저부에서 내려가서 근동맥（根動脈）과도 교류되고 있다.

흉대동맥（胸大動脈）에서 갈라지는 좌우 12쌍의 늑간동맥이나 복대동맥（腹

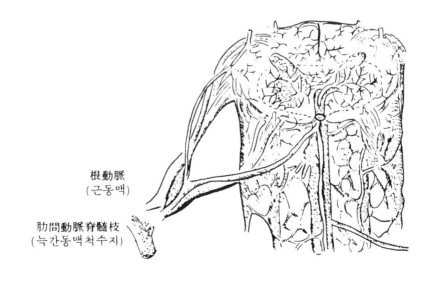

根動脈
（근동맥）

肋間動脈脊髓枝
（늑간동맥 척수지）

大動脈)에서 나와 늑간동맥(肋間動脈)과 거의 평행으로 주행하는 요동맥에서 각기 척수지가 뻗어서 추간공을 거쳐 척추관내에 든다.

이리하여 제각기 흉요부(胸腰部)의 척수, 척추를 양육하게 되나 척수에 직접도달하는 것은 극히 소수이기 때문에 척수염이나 척수손상의 경우는 그 범위가 퍼지기 쉽다.

요추부(腰椎部)에서는 총장골동맥(總腸骨動脈)및 여기서 갈라지는 내외골동맥(內外骨動脈)에 관련되는 척수지(脊髓枝)가 있으며 내장골동맥지(內腸骨動脈枝)인 요동맥이나 대동맥종말지(大動脈終末枝)인 중선골동맥에서도 척추나 마미신경(馬尾神經)에 이르는 분지가 나와 있다.

척추, 척수로 가는 동맥은 모두다 추간공을 거쳐 척추관내에 들어가 추체후면 중앙에서 침입하여 그 영양동맥이 되는것과 신경근을 따라 척수에 이르는 전후근동맥(前後根動脈)으로 갈라진다.

이 근동맥에서는 하위경추(下位頸椎)와 상위요추의 것이 굵다.

② 정맥(靜脈)

대개, 동맥과 나란히 주행하고 있다. 추체와 각돌기에 관련되는 정맥은 경막외강(硬膜外腔)에서의 정맥동성(靜脈洞性)의 내추골정맥총(內椎骨靜脈叢)으로 흐르고 한쪽에서는 추간공을 거쳐 외·전추골정맥총에 합쳐서 다른쪽 근정맥과 합류하여 각기 다음 정맥에 흐른다.

즉 경추에서는 추골정맥(椎骨靜脈), 흉추(胸椎)에서는 늑간정맥으로, 요선부에서는 요정맥(腰靜脈), 장요정맥(腸腰靜脈)이다.

그다음은 쇄골하정맥 기정맥 상행요정맥등을 통해서 상공정맥(上空靜脈)이나 하공정맥에 흐르게 되며, 경부(頸部), 흉·복강내(腹腔內), 골반강내(骨盤腔內)에서 다른 정맥과 정맥총과 교류된다.

(4) 척추신경지배(脊椎神經支配)

① 골막(骨膜)

(경막) 골막과의 사이가 경막외강(硬膜外腔)이고 지방조직이나 정맥총

이 들어 있다.

（지주막） 경막과의 사이에 좁은 경막하강（硬膜下腔）이 있다.

（연 막） 전자와의 사이에 뇌척수액을 지니는 지주막（蜘蛛膜）하강이 있다.

② 척수신경지배（脊髓神經支配）

전후신경근이 합쳐서 추간공을 나온 직후에 척추신경에서 갈라지는 분지와 교감신경간（交感神經幹）에서 절후신경을 받아들인 다음 또다시 추간공에서 척추관내로 역행하는 수막지가 있다.

척수신경후지（脊髓神經後枝）는 지각신경유（知覺神經維）와 운동신경선유（運動神經線維）로 되어 있고 추간관절（椎間關節）, 극간인대（棘間靭帶）, 극상인대（棘上靭帶）및 배면피부감각과 배근운동을 지배하고 있다.

척수신경의 수막지는 주로 감각성이고 혈관운동지배신경（血管運動支配神經）도 포함되 있다. 이는 척추관내면의 종인대, 선유윤, 척수막과 같이 정맥총 혈관벽（靜脈叢血管壁）에도 분포되고 있다.

이리하여 제인대（諸靭帶）, 골·골막의 손상, 추간관절의 감돈시에 통증이 있고 척수막에 염증이 있으면 같은 높이의 후지（後枝）에 지배되는 항부근, 배부근의 추간공은 상하추체의 후면·추간판·관절돌기 및 추간관절에 의해 형성되어 있으며 이 속을 척수신경, 근동정맥, 수막지가 출입되고 있다. 이 때문에 추간판탈출 추체후면 골극 추간관절증 때문에 흔히 신경이나 혈관압박 장애가 되어 경련, 완통이나 좌골신경통의 원인이 된다.

(5) 인대 (靭帶)

주요인대로는 전종인대 , 후종인대 , 횡인대 , 극간인대 , 극상인대가 있다. 이밖에 상부경추에는 후종인대에서 이어져 경추를 두개저로 연결하는 개막 (蓋膜) , 치상돌기 (齒上突起)선단을 잡아당기듯이 형태를 갖춘 치상인대 , 치상돌기를 환추에 고정시키는 횡인대 , 전후선장인대 , 선·결인대 , 선·극인대 등이 있다.

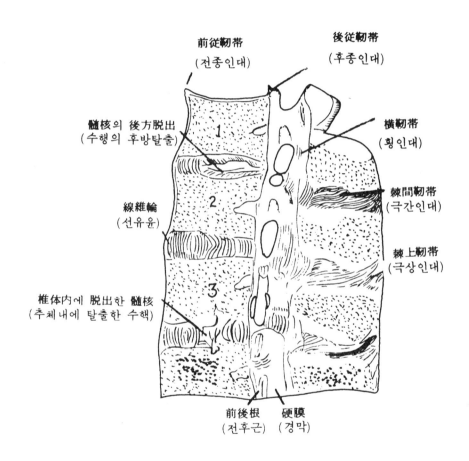

前從靭帶
(전종인대)

後從靭帶
(후종인대)

髓核의 後方脫出
(수행의 후방탈출)

線維輪
(선유윤)

椎体内에 脫出한 髓核
(추체내에 탈출한 수핵)

橫靭帶
(횡인대)

棘間靭帶
(극간인대)

棘上靭帶
(극상인대)

前後根
(전후근)

硬膜
(경막)

脊髄神経支配系統
(척수신경지배계통)

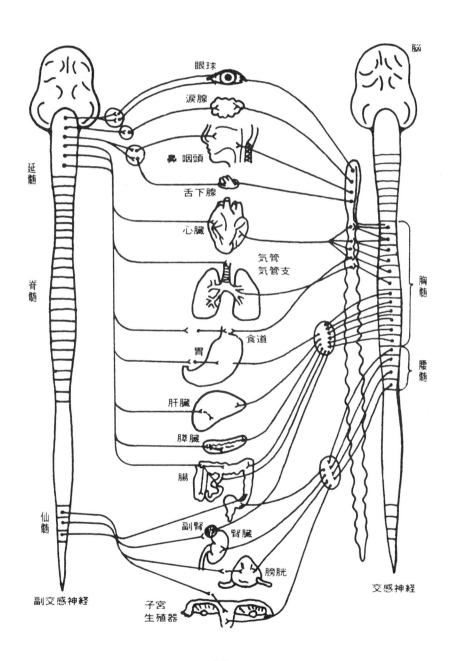

眼球

涙腺

鼻 咽頭

舌下腺

心臓

気管
気管支

食道

胃

肝臓

膵臓

腸

脳

延髄

脊髄

仙髄

副交感神経

副腎 腎臓

膀胱

子宮
生殖器

胸髄

腰髄

交感神経

6 . 전위 (轉位)

　서브・락손(Sub, Luxtion)이란 전위 아탈구(亞脫臼) 부전탈구(不全脫臼) 등으로 표현하며 척추가 그 가동 범위내 또는 관절 지지구조 내외에서의 미세한 전위, 척추의 고정화(가동성 불능), 관절구조(근육, 인대, 관절포)의 긴장, 추공간 협작 등의 상태를 뜻한다.

　전위는 분명한 이상상태이기 때문에 추공간내조직에 염증반응을 병발하고 그　산물인 부종 선유형성 유착을 일으켜서 간접적으로 추간공내의 척수신경이나　혈관을 압박하게 된다. 따라서 척추의 전위가 직접적으로 신경에 압박을 가하는 것은 아니다.

　상술한다면 척주는 근육과 인대에 의해 받쳐져 있으며 각 추골사이에 압축되기 쉬운 두터운 추간연골이 있으나 지주로서는 적당하지 않으므로 이러한 구조조직이 전위가 되게 한다. 그 위에 입체에서 체중을 받치고 있는 중심은 추골체의　중앙보다도 전부(前部)이기 때문에 항상 척주를 전하방으로 끌어당기려는 기세를　지니고 있다. 그래서 척주에 잇달아 배부에 강인한 근육이 필요하게 되어 발달하고, 척주는 이 무게를 유지하기 위해 S자상을 형성하여 뇌의 진동을 덜어주고 중심조절을　꾀하고 있으나, 어떠한 외적 내적 원인에 의해 입체위(立體位)의 허점이　드러나게 된다. 이러한 상태는 사실상 렌트겐사진이나 체표상으로도 검진 할 수가 있는 것이다.

(1) 원인 (原因)

　전위의 요인이 한마디로 근육 및 인대의 수축 긴장에 의해 일어난다고 할 수 있다. 즉, 척주선과 평행이 아닌 방향으로 힘이 가해지거나 또는 척주분절에 가중되는 장력을 받아들이지 못할 때 생기게 되며, 그 부당한 긴장이 한쪽에만 생겼을 때 부정열(不整列)을 일으키게 된다.

　그리고, 특히 유의할 것은 전종인대는 후종인대보다 약 3배나 강인하기　때문에 후이방으로 전위되고 하방으로 이동되기 쉬운 성질을 지니고 있는 것이다.　전위때문에 신경이 압박된 부위는 추골의 추공간이므로 렌트겐진단으로도 미세한 곳까지는 나타나지 않는다. 즉, 촬영이 안된 가려진 부분에 원인이 있다고 해도 극론은 아닐 것이다.

그러면 척추의 전위를 일으키게 하는 환경을 살펴보기로 한다.

① 항상 두뇌신경을 쓰는 관리직, 문필업 등의 종사자는 경추가 긴장되어 전위를 일으켜 두통이나 눈이 아프며 신경계질환에 걸리기 쉽다.

② 사무직이나 좌업인은 목을 앞으로 늘어뜨리고 등을 굽히는 자세가 되어 흉추상부에 전위를 일으켜 호흡기 심장질환에 걸리기 쉽다.

③ 어깨를 들어 올리며 손을 자주쓰는 타자직, 검수원, 피아니스트 등은 경추 하부나 흉추상부에 전위가 되기 쉽고 두통, 견비통, 손의 저린감 등의 원인이 된다.

④ 운전기사에 흔한 등을 굽히는 자세는 흉추중부에 이상긴장이 되어 위장 장애를 일으키기 쉽다.

⑤ 설계사도 앞으로 굽히는 습관으로 흉추, 요추를 아프게 하기 쉬운 직업이다.

⑥ 사무직, 매점원 등 하루종일 서서 일을 하는 직업은 요추에 전위를 일으켜 요통 이외에도 변비, 설사, 생리통, 치질 등이 되기 쉽다.

⑦ 심하게 몸을 움직이는 스포츠맨이나 육체노동자는 곧잘 경추나 흉추를 삐는 등 외상성전위를 일으킨다.

⑧ 최근에는 냉방생활에서 오는 근육긴장, 하이힐이나 임신으로 인한 골반, 척추에의 영향, 운동 부족이나 비만때문에 생기는 근력저하 등이 직접적으로 척추에 나쁜 영향을 끼치게 되었다.

⑨ 무거운 가방을 들고 다니는 외판원, 학생, 가정에서 독서를 하거나 T.V를 볼때의 나쁜자세, 골프 등에서 순간적으로 몸을 자주 비트는 사람의 습관 모두가 전위의 요인이라 할 수 있다.

⑩ 지난날의 외상이 몇년후에 전위를 유발하는 원인으로도 될 수 있다. 즉, 척골에는 그 사람의 역사가 새겨져 있다고도 말할 수 있을 것이다.

(2) 전위 (轉位)의   분류 (分類)

- ○ 후방만곡전위 (後方彎曲轉位ー脊椎後彎症)
- ○ 전방만곡전위 (前方彎曲轉位ー脊椎前彎症)
- ○ 측방만곡전위 (側方彎曲轉位ー脊椎側彎症)
- ○ 전방전위 (前方轉位ー亞脫臼)
- ○ 후방전위 (後方轉位ー亞脫臼)
- ○ 하방전위 (下方轉位ー亞脫臼)
- ○ 우측방전위 (右側方轉位ー亞脫臼)
- ○ 좌측방전위 (左側方轉位ー亞脫臼)
- ○ 우후방전위 (右後方轉位ー亞脫臼)
- ○ 좌후방전위 (左後方轉位ー亞脫臼)
- ○ 우하방전위 (右下方轉位ー亞脫臼)
- ○ 좌하방전위 (左下方轉位ー亞脫臼)
- ○ 전하방전위 (前下方轉位ー亞脫臼)
- ○ 후하방전위 (後下方轉位ー亞脫臼)

이상과 같은 단일추골전위 (아탈구)에 2 , 3개의 추골이 연쇄적으로 전위되는
수가 있다. 즉 복합전위형상이다.

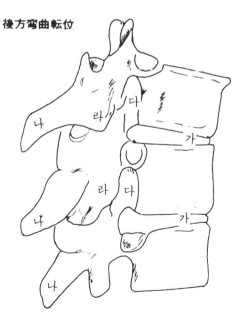

後方彎曲転位

(3) 전위형태 (轉位形態)

① 후방만곡전위 (후방만곡증)

척주후만증은 3개이상의 척추골의
어떤 부분의 후방전위로서 소위 고양이등 (
猫背)도 이에 속한다. 이는 어떤 파괴작용
때문에 전방연골반이 위축되고 (가), 극돌기는
(나), 추체전방의 접근에 의한 각추골후방 분
리때문에 각기 거리가 벌어지게 되며 추간
공전후의 간강 (間腔) (다)는 하관절돌기 (라의 접
근으로 균형을 잃게 된다. 이 형태는 연골

반전위 때문이며 이를 위축시키는 작용은 한개의 추골만이 아니라 대개가 여러개의 추골에 영향을 끼친다. 상위의 관절돌기는 여러개의 추골이 전위되지 않는한 정상 위치에 있으나 여러개가 전위될 경우는 대개가 약간씩 전위된다. 추간공의 수직공경은 확대되나, 전후공경은 각 추골의 하위관절돌기와 연골반의 후부돌출 때문에 좁혀진다. 이는 일반적으로 흉추에 생기기 쉬우며 늘어진 어깨나 고양이 등의 경우에 흔히 있는 상태이며 ″카리애스″와 병발되는 수도 있다. 요추는 극히 드물고 경추는 추골의 어떤 부위가 매독이나 결핵 등에 의해 파괴되지 않는한 전위안된다.

② 전방만곡전위

추골사이의 연골반후부 (가) 압축때문에 **前方弯曲転位** 여러개의 추골이 전위된다. 하관절돌기 (나)는후 방으로 이동되고 하추골의 상관절돌기(다)는 추간공관강에 접근한다. 극돌기 (래)는 추골각후부 의 접근으로 부착, 병치된다. 이는 흔히 후만증 때문에 일어나는 일이 많고 후만증이 흉추부에 많은데 비해 전만증은 경추부와 요추부에서 흔히 볼 수 있다. 본증에서는 추간공은 확대되고 전후의 공경은 좁아져서 상관절돌기에 의해 압축된다.

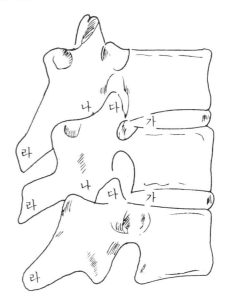

병리학적인 척주전만증은 비만자에게 많다. 그것은 신체의 균형을 유지하기 위해 전방으로 젖히게 되어 척주의 요부는 앞으로 당겨지게 되기 때문이다.

③ 측방만곡전위

추간연골반의 측방압작(側方壓搾)에 의해 생기며 적어도 3개이상의 추골전위가 된다.

압작(가)때문에 압축된 쪽의 횡돌기 (나)는 더욱 가까이 접근되고 다른쪽의 횡돌기 (다)는 더욱 넓게 벌어진다. 전위된쪽의 추간공은 상하문의 공경이 줄어지고 극돌기는 측방으로 전위된다.

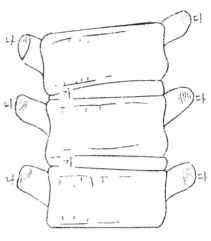

이의 생리적전위는 항상 한쪽에만 몸을 많이 쓰는 자에게 생기기 쉬우며 목을 삐거나 흉쇄유돌근경련의 경우에 경부에서 볼 수 있다. 대개는 직업상 한쪽팔을 지나치게 사용하는 자가 흉부에 나타난다. 초기에는 C자상곡선으로 흉부에 많이 나타나며 환추(環椎)에서 선추까지의 범위에 미칠때가 있다. 이것이 오래동안 지속되면 경부 및 요부에 대상적인 S자만곡이 된다.

④ 전방전위

추골이 상하위추골보다 전방으로 전위된 것을 말하며 상관절돌기 (가)는 전위된 추골 상위추골간공 (나)에 밀려 들어가서 추간공의 전후구경은 좁혀진다. 이는 환추 혹은 제5요추만 가능성을 지니고 있고 이밖의 추골은 탈구 안되는 이상 있을 수 없으며 그것은 추골의 관절돌기 위치와 형상때문이다. 단지 횡돌기 촉진으로 제1흉추가 이와같이 검출되는 일이 있으나 이 경우에는 극돌기와 횡돌기는 직상위로 추골에 접근되어 있는 것을 알 수 있으며, 이것이 전하방 전위된 것이다. 요추는 추골하관절돌기가 길고 철면이 (불룩한

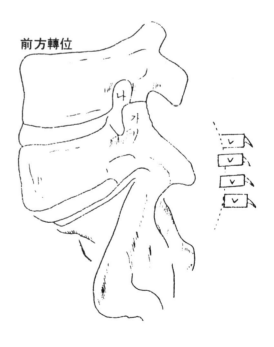

前方轉位

쪽) 직하위의 추골상위관절의 요면 (오목한 쪽)에 적합하기 때문에 전방전위는 방지되어 있으나 제5요추는 설형(楔形)으로 전방보다 두꺼운 관계로 자연히 전방전위가 되는 형태로 되고 있다. 환추(環椎)에서는 측부인대의 탄력저하가 주체를 전방으로 전위케 하나 이 경우, 미세(微細)한 전위로도 환추의 후궁과 축추치상돌기 사이에 모순이 생긴다는 것을 알아야 한다. 제5요추의 전방전위는 전요추를 전방으로 전위케하며 이는 요추전방 전위골반기형으로 알려져 있다. 그리고, 환추의 전방전위가 실은 후두골의 전방전위일 수도 있으며 이것은 환추가 축추와 정열됨을 나타내는 것이다.

⑤ 후방전위

後方轉位

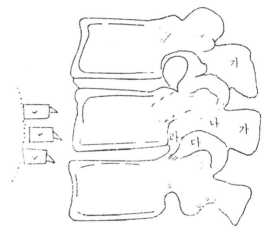

전위된 추골의 극돌기 (가)는 인접하고 있는 추골보다도 후방으로 돌출되고 하관절돌기 (나)는 직하추골의 상관절돌기 (다)위에서 후방으로 돌출되므로 추간공의 전후공경 (라)는 좁혀진다. 추골주위의 인대는 긴장되어 있으나 모든 근육 또는 인대에 반드시 영향이 미친다고도 볼 수 없다. 만약에 전위가 심하며 전방과 후방의 공간인대와 추간인대에 영향이 미치게 된다. 이것은 대개가 압착(壓搾)이 따르기 때문에 연골반이 손상된다.

촉진에 있어서는 전하방전위와 혼동되기 쉬우므로 횡돌기도 검진할 것이며 횡돌기가 전방으로 전위되어 있으면 이 형태는 아니며, 이는 경추 흉추보다도 요추에서 많이 나타난다. 그것은 경, 흉추가 구성상 전후의 가능성이 극히 적기 때문이며 반대로 요추는 대형이고, 두터운 연골반이 어느 제한내에서 전위를 가능하게 하며 일반적으로 손상 또는 항상 구부리며 일을 하는 직업인의 자세가 전위를 초래케하는 일이 많다.

⑥ 하방전위

전추골이 아래로 내려앉은 것을 말하며 연골반의 두께가 얇아지기 때문이다. 추간공의 종구경이 줄어서 추간공이 좁혀지는 것은 연골반 위축의 정도에 따른다. 만약에 연골반이 전부 파괴되어 두개의 추골이 다가서면 교착(膠着)이 되기 쉽다. 연골반이 압축되어 위축되는 것은 영위채의 어떤 부분의 반사충동때문에 추골양쪽의 인대가 긴장되어 그 자체력이 저하되기 때문이다. 이러한 상태는 척추 어느 곳에서도 나타나나, 요부에서 가장 두드러지게 보인다. 요추는 연골반이 두꺼운 까닭이며 경추에서 가장 드문것은 연골반이 얇기 때문이다.

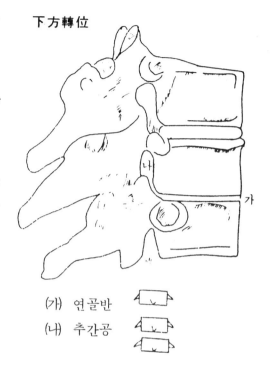

下方轉位

(가) 연골반

(나) 추간공

⑦ 좌·우측방전위

이는 전위된 추골자체에는 하등의 염전(捻轉)이나 경사(傾斜)가 되지 않고 좌·우 어느쪽인가에 전위된다. 이 형태는 측면인대와 근육긴상 또는 수축에 의해 생긴다. 전위된 추골횡돌기는 열외(列外)에 돌출이 되고 극돌기도 열외에 돌출되나 다른쪽의 횡돌기는 열내에 들어있다. 이를 검진하려면 횡돌기를 촉진해 볼 때, 제각기 횡돌기로 한쪽이 다른쪽의 전방으로 전위되고 극돌기도 분명히 전위되어 대개가 좌 또는 좌하방전위 또는 우·좌후방전위로 되어 있다. 대개가 흉추에 많이 있으며 특히 제 10,11 흉추 또는 제11,12

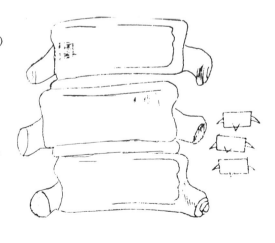

左·右側方轉位

흉추사이에 많은 것은 늑골을 받치고 있는 것이 없기 때문이다. 단, 관절 돌기면이 평면인 관계로 흉추전반에 생기게 된다. 요추는 낭상인대가 강하며, 상관절돌기가 상위추골의 하관절돌기를 싸고 있기 때문에 전위될 수가 없다. 경추는 관절구조상 어느 정도의 회전에 따라 생긴다.

⑧ 좌·우 후방전위

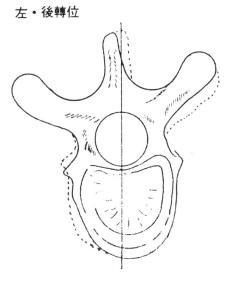

左·後轉位

　　　이것은 신체중추에 대해 추골이 회전 또는 선전(旋轉)이 되고 있고 그 추골극돌기는 다른 정상극돌기보다 벗어나 있어 부정렬을 나타내고 있다. 보통 좌측횡돌기가 후방에 따라 우횡돌기가 전방으로 회전되어 있는 것을 좌후방전위(아탈구)라고 한다. 또는 우측이 후위에 있는 것을 우후방전위(아탈구)라 한다. 척주를 중심으로한 우 또는 좌에 추골이 회전되기 때문에 극돌기는 상하위극돌기의 좌우 어느쪽인가의 열외에 회전되어 있어 한쪽의 횡돌기는 후방으로 전위되고 딴쪽의 횡돌기는 전방으로 전위된다. 추골회전은 척주열에서 척골을 잡아 당겨 각 인대를 전후측부 등에 긴장시키고 있다. 관절돌기는 한쪽이 후방으로 전위되어 추골이 회전되어 있는 방향으로 전위된다. 회전전위는 척추 모든 부위에 일어나기 쉬우나 흉추에 흔히 생기기 쉬우며 요추에도 같으나 그것은 전위를 일으키기 일쑤인 지나친 회전을 할때 생긴다. 가장 가능성이 적은 부분인 경추에서는 다른 경우와 병발할때 특히 측방변위때 두드러지게 나타난다.

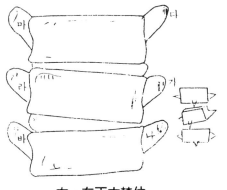

左·右下方轉位

⑨ 좌·우하방전위

　　　전위된 추골직하의 연골반좌측의 압축 때문에 좌횡돌기 (개)는 하위추골 (내)에 접근하여 그 상위횡돌기 (대)에서 벌어진다. 또 우측횡돌기 (래)는 상위 (매)에 좁아져서 하위추골 (배)에서 멀어진다. 이는 추골 한쪽의 인대가 긴장됨으로써 생기게 되어 연결 부위의 추골이 접근하게 된다. 인대 긴장상태의 양상은 신체의 이상발생부위에서의 지나친 충동 및 직접적인 손상 결과에 나타난다. 그 특징으로는 극돌기와 횡돌기가 한쪽 열외로 전위되어 추체가 압착된 쪽에서 내려 앉는 점이다. 또 반대쪽 연골반이 그로인해 두꺼워지며 그것은 자연증대 현상인 것이다.

⑩ 전하방전위 (아탈구)

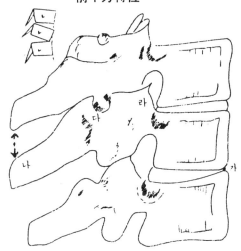

前下方轉位

이는 전위된 추골을 위에 놓고 있는 연골반전부 (가)에 압착이 나타나고 극돌기 (나)는 후상방으로 전위되어 상위추골극돌기에 가까워 진다.

횡돌기는 (다)전상방으로 전위되어서 인접돌기 열외에 돌출되어 직 상위추골 극돌기에 가까워 진다. 상관절돌기 (라)는 전상방으로 전위되어 추간공관강에 밀려 들어간다.

이것은 후방전위와 오진되기 쉬우며 후방전위의 경우는 추골의 극돌기나 횡돌기도 같은 정도로 나타난다. 이는 흉추에서 가장 많고 요추에서는 드물며 경추에서는 극히 드물다.

이러한 원인으로는 습관적 자세인 전굴이 흔하며 그로 인해 항상 연골반전 방을 압박해서 탄력성을 잃게된다.

後下方轉位

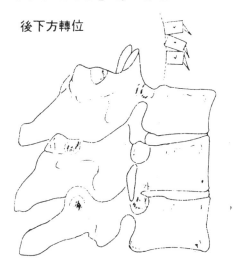

⑪ 후하방전위

이는 전위된 추골이 얹혀있는 연골반 후방이 압작 (가)되어 극돌기 (나)는 후방상으로 전위되어 (다)분명하게 판별된다. 이리하여 전위된 추골하관절돌기는 직하추골의 상관절돌기에 비해 하방으로 (라)이동해서 추간공경구는 좁아진다. 이런 경우에는 극돌기만의 촉진으로는 전방전위 (아탈구)로 오진하기 쉬우니 주의를 해야한다.

이는 높은곳에서의 낙하충동, 고타충동 (叩打衝動) 특히 복부하수 (腹部下垂) 가 된자에 많으며 하부흉추, 요추에 두드러지게 나타난다.

(4) 추골전위 (椎骨轉位) 의 징후 (徵後)

추골이 전위 (아탈구) 되면 징후 및 증후가 나타나게 된다. 그 전위된 추골을 측정하고 그것이 어떠한 성질의 것인가를 확인하는 것이다. 그렇지 않으면 전위의 본질을 정확하게 판별못하고 전위교정 행위에 큰 착오를 일으키게 된다.

① 동통 (疼痛)

동통은 전위의 증후로서 신경이 자극된 것임을 나타내는 것이다. 근피로인 경우 처음에는 긴장감, 뻣뻣한 감이, 심할때는 통증으로 나타난다. 대개는 전위에 의한 동통은 그 부위가 가벼우며 압박부위의 신경말초부에서 느끼게 된다. 가령 경추에서는 상지 (上肢), 흉추에서는 하지에 미치게 된다. 동통은 자각증상이기 때문에 환자 자신에 의해 알게 되며 시술자는 문진에서만 알게 된다.

② 압통 (壓痛), 통각과민 (痛覺過敏)

가령 2추골간에 전위가 된 경우 그 국소에는 척수신경압박 때문에 과민대 (過敏帶) 가 나타난다. 이를 촉진 (觸診) 할 경우 환자는 압통을 호소하게 되어 쉽게 가려낼 수가 있다. 즉 극돌기측면후방을 잇따라 압진할때 그 과민부위 (척수신경 후근이 닿은 곳이며 내외측과의 분지 이전부위) 에서 가장 심한 압통이 나타나게 된다.

③ 근육, 인대의 수축과 긴장

추골이 전위 (아탈구) 되면 그 주변의 근육 및 인대는 수축 (收縮) 긴장 (緊張) 된다. 이때 근육과 인대가 단단하게 수축 긴장된 상태이면 만성화 된 것이고 단순히 근육이 긴장된 경우는 비교적 최근에 일어난 급성상태인 것이다. 이를 촉진하는데 있어서는 척주의 후궁을 잇따라 지두로서 상하로 압진한다. 근육, 인대의 수축 긴장이 한쪽에만 나타나면 그것은 그쪽으로 전위된 것을 말하며 양쪽에 나타나면 전후 상하위의 전위인것이다. 이와같이 근육, 인대의 수축 긴장은 단순히 전위 (아탈구) 의 존재를 지적할뿐만아니라 그 성질도 알아낼 수 있는 증후인 것이다. 또한 근육 및 인대의 수축 긴장이 추골전위의 한증후 인것은 전위 (아탈구) 가 조

정된 후에는 수축 긴장이 없어지므로서 증명이 된다. 추골전위의 과반수는 그 추골의 정상 위치에서 받들고 있는 근육과 인대의 수축 긴장 (부분적, 전체적)에 의한 것으로 보아도 무방할 것이다. 연속적인 수축에 의한 영구적인 전위 또는 인대의 탄력한도를 넘어서 원위치 회복이 불가능하게 된 경우 (고착상태)는 기계적, 물리적으로 교정하지 않는 한 이상상태는 지속하게 되는 것이다.

④ 척추가동성 (脊椎可動性)의 제한 (制限)

신체의 어느 부분관절이라도 이상이 생기면 가동성이 제한되며 이는 척추의 경우도 같은 것이다. 가동성의 제한은 추골전위의 검출에 있어 가장 뚜렷한 증후의 하나이며 환추 전위에서는 하방운동에 장애가 되고 척추의 경우는 좌우회전운동이 심하게 제한된다. 흉추, 요추부도 원리는 같다. 간단한 방법으로 정중선에서 좌우 양 측방향으로 구분하여 측정하면 확실하다. 가령 강직을 검사할 경우 흉추하부 및 요추상부는 신체를 옆으로 굽히게 하고 그 몸통을 측방으로 그리고 후방으로 회전시켜 본다. 척추관절의 성질이 각절간에서 어느 방향으로라도 어느 정도의 운동이 가능하다는 것을 알게되며 이때 제한을 받게되면 강직되었음을 판정하게 된다.

가동성의 검사요점은 전위쪽으로 정상가동이 되고 건측방향으로 (건강한 쪽) 운동 제한이 나타나는데 있다. 척수에서의 강직을 판별하려면 환자에게 약간 높은 곳에서 무릎을 펴고 뒷꿈치를 붙인채로 뛰어 내리게 해서 환자가 척추부위에 통증을 호소하게 되면 그것은 척수에서의 병적상태를 나타내는 것으로 보아야 한다.

⑤ 피부온도 (皮膚溫度)의 상승, 하강 (上昇, 下降)

신경은 인체모든 부위의 온도를 조절하고 있다. 척수신경이 자극되어 있을 때에는 피부면의 온도는 다른 추골의 외피보다 올라가는 것이 보통이다. 그것은 교감신경계의 혈관운동신경이 순환을 지배하고 있어 그 기능이 중단될 때 체표면의 온도가 증가됨에 따라 혈관확장이 되기 때문이다. 만약 전위 (아탈구)가 급성이면 그 부위에서의 배부는 보다 온도가 올라가고 반대로 만성적인 상태이면 그 부위의 피부는 체온강하로 혈액장애에 의해 냉감을 자각하게 된다. 이와같이 온도의 상승, 하강을 아는것은 추골전위에 대한 탐지법인 것이다.

⑥ 신경초(神經鞘)의 비후(肥厚)

척수신경 및 혈관을 싸고 있는 신경의 신경초는 흔히 장애때문에 비후(肥厚) 또는 출혈된다. 이 비후부위는 제2지두로 척주를 상에서 하로 압진해 가면 기복(起伏)있는 피부면 때문에 곧 검출 할 수 있다. 비후부위에서는 추골전위를 항상 발견하게 되나 이 방법은 때로는 척수밖에 가로누빈 근 근육이나 척추인대의 심한 수축 긴장때문에 확인하기 어려울 때가 있다. 대개 근육 및 인대와 떨어서서 신경간부 긴장이 나타나나 이때 압통이 있으면 제2지두로 눌리우고 있는 조직이 신경이라고 추측해도 좋을 것이다.

⑦ 척추관련조직(脊椎關聯組織)의 위치적(位置的) 변화(變化)

견갑골의 높이, 돌출차위, 늑골각돌출, 장골능돌출등은 추골전위의 징후이다. 부당한 한쪽의 늑골각돌출상태를 확인하려면 환자의 두발을 나란히 붙이고 몸통 및 머리를 수평하게 전굴시켜서 양손을 자연히 아래로 떨어뜨리는 자세로 한다. 늑갑골은 견갑골 이동에 따라 비교적 잘 나타나기 때문에 양쪽상태를 검진할 수 있다. 이러한 한쪽만의 늑골각돌출은 경추에서의 추골전위 및 돌출, 내려앉은 늑골전위이며 회전(廻轉)에도 나타난다. 견부, 견갑골 및 장골상연의 차이등의 검진에는 환자에게 직립부동자세를 취하게 하여 골반경사(骨盤傾斜)와 무명골전위(無名骨轉位)를 감별할 필요가 있다. 즉 제4요추 극돌기 높이에 횡선을 가정하여 그 직선에 관한 장골상연위치를 관찰한다. 가령 한쪽능이 그 선보다 높고 다른쪽이 낮을때는 골반경사로 보아야하며 한쪽이 직선과 같고 다른쪽이 그선에 비해 상 또는 하위일때는 장골전위로 추정하게 된다. 또 환자에 보행을 시켜보고 부자연스러운 부위, 신체 각부위의 운동 제한등도 관찰한다. 운동제한 부자연스러운 동작은 환자가 언제나 모순에 대해 방어하려고 시도하고 있는 증거이며 신체조직의 위약(危弱) 과민 및 흥분상태와 염증 등을 나타내는 것이다.

⑧ 기능장애(機能障碍)

추골전위(아탈구)의 증후가 가장 분명한 것의 하나는 기능장애이다. 그것은 생체의 완전한 기능이 그 부위의 신경작용에 의해 영위되기 때문이다. 그러므로 생체에 이상이 있으면 그와 동시에 신경작용이 실실적으로 장애되는 부위가 있음을 나타내는 것이다. 그 장애가 되는 부위는 대개가 추골사이를 신경이 통과하고 있는 추간공이다. 따라서, 만약에 어느 생체기관과 관계되는 증상이 있어서 이 기관을 신경지배하고 있는 척수분절을 검사해보면 대개가 그 분절에 척추전위(아탈구)가 있음을 알 수 있게 된다.

⑨ 척추부정렬(脊椎不整列)

(극돌기) 특히 경추 및 요추에서는 전위(아탈구)를 확인하는데 편리하나 흉추에서는 변칙적인 각도로 후궁결합부에서 돌출되어 있기 때문에 극돌기 촉진은 모두가 확증적이라고 할 수 없다. 따라서 횡돌기검진도 필요하게 된다.
(횡돌기) 횡돌기위치는 극돌기 검진보다도 더욱 정확한 전위 존재 및 성질에 관하여 나타낸다. 횡돌기 촉진은 근육이 발달한 사람이나 살찐 사람은 힘들지만 실제적 경험을 쌓아 올리므로서 숙달될 것이다. (관절돌기) 인접한 추골관절돌기의 위치는 추골전위에 따라 필연적으로 변화된다. 이 위치변화는 특히 횡돌기의 촉진이 불가능한 경추에서 주목되며 경추관절돌기는 조절이란 뜻에서 지렛대로서 응용되므로 관절돌기를 발견하는 이외는 횡돌기를 탐지하는 것은 불가능할 것이다.

이상과 같은 징후와 증상은 때로는 매우 검출하기 어려운 때가 있다. 그것은 어떤 환자의 경우 고도로 발달한 근육층 또는 척추골과 피부사이에 있는 많은 지방조직 때문이다. 그렇다고해서 대개는 척추진단에 있어 불편을 느끼게 할 정도는 아닌것이다.

(5) 전위형상(轉位形狀)의 감별법(鑑別法)

① 후방만곡전위
  ○ 극돌기는 전하방으로 전위되고 각간격이 넓어진다.
  ○ 횡돌기는 후방으로 전위되고 상하간격이 분리되어 있으며 압통이 있다.
  ○ 전위부의 인대는 긴장되고 신경초는 비후되어 있다.
  ○ 피부 온도는 올라가 있고 늑골각양쪽이 후방으로 높아져 있으며 전위부위의 가동성은 줄거나 없어진다.

② 전방만곡전위
  ○ 극돌기는 후하방으로 전위되어 각간격이 접근되어 있다.

○ 횡돌기 양쪽이 전방으로 전위되어 접근되어 있다.

○ 각측인대는 수측 신경초가 비후된다.

○ 급성전위면 압통이 있고 피부온도는 상승되어 있다.

○ 척추가동성이 줄거나 없어지고 골반 경사가 있다.

③ 측방만곡전위

○ 극돌기는 만곡에 따라 전위되어 있다.

○ 횡돌기는 측방으로 전위 우측방만곡이면 우측방전위가 되어 가끔 추골회
전이 따른다.

○ 좌후방으로 전위되면 좌측방전위이다.

○ 압박된쪽의 인대는 긴축 경화되어 있다.

○ 전위측 신경초의 비후 만성의 경우에 압통이 있다.

○ 피부온도의 상승 만곡된쪽의 늑골각이 돌출되어 있다.

○ 골반은 만곡된쪽이 높고 다른쪽이 낮다.

○ 견갑골은 만곡된쪽이 올라가 있고 다른쪽은 내려앉아서 골반과 반대상태
이다.

④ 후하방전위

○ 극돌기는 상부후방, 횡돌기는 양쪽 다같이 후하방으로 전위되어 있다.

○ 양쪽인대는 긴장되고 신경초비후가 나타난다.

○ 급성이면 국부의 피부온도가 상승되고 압통이 있다.

○ 압박된 신경분포기관에 이상이 있으며 늑골각이 약간 후방전위된다.

⑤ 전하방전위

○ 극돌기는 상후방, 횡돌기는 양쪽이 같은 정도로 상방전위되어 양쪽인대가
긴장되어 있다.

○ 신경초비후는 만성이 아닌한 압통이 있다.

○ 어느기관 계통 또는 신체에 국부적으로 이상이 있다.

○ 늑골각이 약간 전방으로 움직인다.

⑥ 후방전위

  o 극돌기는 후방으로 전위 횡돌기도 제각기 같은 정도로 후방으로 이동한다.

  o 어느쪽이든 같이 인대는 긴장 신경초는 비후된다.

  o 급성이면 신경압통과 국부피부온도가 올라간다.

  o 어느기관,계통 어느 부분에 이상이 있다.

⑦ 하방전위

  o 두개의 추골극돌기가 접근되어 있다.

  o 두개의 추골 횡돌기가 접근되어 있고 인대 양쪽에 걸쳐 긴장이 있다.

  o 양쪽 신경초의 비후는 만성이 아닌한 압통이 있다.

  o 국부피부온도의 상승은 압박된 신경분포 말초에 이상이 있다.

⑧ 측방전위

  o 극돌기는 좌우 어느쪽인가의 한쪽에 전위되면 경부에서는 횡돌기가 옆으로 돌출된다.

  o 흉부에서는 횡돌기가 극돌기 열외에 한쪽으로 쏠려있다.

  o 반대쪽 횡돌기는 극돌기열에 접근되어 추골전위쪽의 인대에 긴축되어 있다.

  o 안쪽의 신경초가 비후되고 추골양쪽 어느쪽인가에 압통이 있다.

⑨ 우 또는 좌후방전위

  o 극돌기는 하쪽으로 약간 전위되고 한쪽의 횡돌기가 전방으로 전위 다른쪽은 후방으로 전위되어 있다.

  o 전위된쪽의 인대 긴축 신경초비후 압통이 있다.

  o 국부의 피부온도상승 그 부위의 늑골 후방에 전위가 있다.

  o 압박된 신경분포말초에 이상이 있다.

⑩ 우 또는 좌하방전위

  o 극돌기는 내려앉은 쪽의 반대방향에 전위가 되어 있다.

  o 횡돌기는 내려앉은쪽의 하방으로 전위되고 반대쪽은 상방으로 전위되어 있다.

  o 내려앉은쪽의 인대는 긴축, 반대쪽은 이완되어 있다.

o 압축된 신경간부는 비후되고 압박된 쪽의 신경은 압통이 있다.

o 압박된 신경분포말초에 이상이 있으며 국부의 피부온도가 상승되어 있다.

⑪ 전방전위

o 극돌기는 전방, 횡돌기는 양쪽이 같은 정도로 전방으로 전위되어 있다.

o 인대는 양쪽이 모두 긴장, 신경초도 양쪽 다같이 비후되어 있다.

o 만성이 아닌한 신경압통이 있고 국부에 피부온도 상승이 있다.

o 어느 기관부위, 또는 조직에 이상이 있다.

(6) 자세 및 변위형태 (形態)

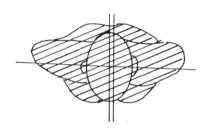

• 정상자세

올바른 자세

① 척주와 중심선의 교차가 정상위치에 있다.

② 골반의 전방 경사가 경사범위내 (약 30 도)에 있다.

③ 경추와 요추는 전만이고 흉추와 선골, 미골은 후만이 되어 있다. 이 만곡정도는 정상범위내 에 있다.

④ 하지는 중간위치에 있고 두부는 곧바로 위쪽 을 향하고 있다.

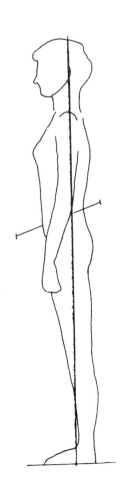

• 이상자세

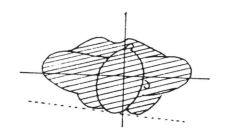

○ 굽어진 등

이는 대개 흉추가 심하게 뒤로 굽어져 있으며 요추와 정상에 가깝다.

이런 자세가 습관이 되면 선극근, 장요근, 대퇴 직근 등의 근육이나 인대가 단축되고 골반은 삐뚤어져 있다.

대체로 배근이 허약하며 복근, 하지근이 약하다.

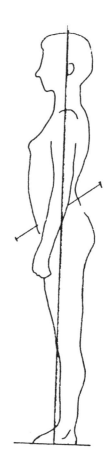

• 이상자세

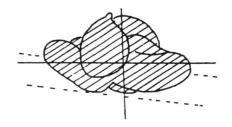

    ◦ 우묵한 허리

허리뼈의 전만이 심하며 골반은 두드러지게 앞
으로 기울고 있다.

원인은 복근, 배근, 하지근이 약하거나 선천성
인것도 있으며 척추의 병변때문에 후만이 되면 그
상방과 하방에 대상으로서 전만이 된다.

또, 그 관절의 굴곡구축이 있으면 골반은 전방
으로 기울어서 몸을 세우기위해 요추가 전만된다.

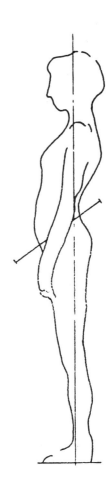

● 이상 자세

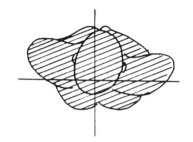

○ 납짝한 등

척추가 심하게 굽어지지 않으며 등이 판과같
이 납짝하다. 골반경사도 심하지 않으며 드문 자
세이다.

소아때 구루병 때문에 요추 후만이 되어 이를
대상하기 위해 흉추 후반이 납짝하게 된다.

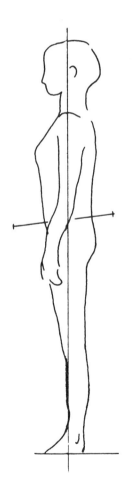

목이 비뚤어진 사람

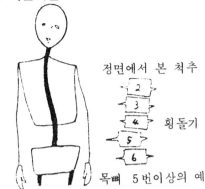

정면에서 본 척추

횡돌기

목뼈 5번이상의 예

노이로제, 중풍, 견비통, 피로누적,
소화장애, 척추전위, 척추부정렬,
발육부진, 눈의 피로

어깨가 올라간 사람

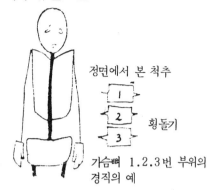

정면에서 본 척추

횡돌기

가슴뼈 1.2.3번 부위의
경직의 예

호흡곤란, 폐질환, 변비, 설사, 체온
이상, 수족냉증, 신경쇠약, 해소천식,
비관적이고 차가운 성격

어깨가 안으로 휜 사람

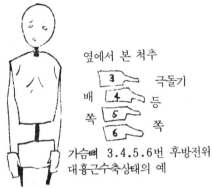

옆에서 본 척추

극돌기

배
쪽

등
쪽

가슴뼈 3.4.5.6번 후방전위
대흉근수축상태의 예

호흡곤란, 노이로제, 혈액임파순환장애
고혈압, 신경증, 허탈감, 가슴답답,
협심증, 담석증, 위경련

아랫등이 구부러진 사람

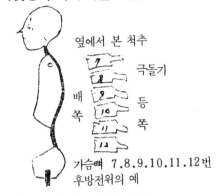

옆에서 본 척추

극돌기

배
쪽

등
쪽

가슴뼈 7.8.9.10.11.12번
후방전위의 예

소화불량, 기력부진, 상하굴신장애,
권태, 피로회복부진, 살이 안찌는
사람, 위산과다, 위무력증, 위하수

골반이 비뚤어진 사람

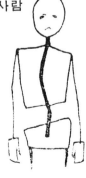

정면에서 본 골반

골반이 비뚤어진 예

산후요통, 내분비질환, 생리
불순, 자궁전위, 피로권태,
운동장애, 보행곤란, 하지신경통,
경통, 하지마비, 중풍, 고혈
압, 고관절이상, 안짱다리,
팔자걸음, 기미와 여드름,
시력감퇴, 난시

(7) 만곡 (彎曲)

생리적인 척추만곡은 직립자세를 유지하는 배선커브가 역학적상태 (S 자형)로 되어 있으며, 이것이 정상형이다. 단, 이것은 직립에서 행동할 수 있는 성인의 경우이고 유아때는 활처럼 둥글다. 몇개월이 지나서 자기 힘으로 머리를 쳐들 정도가 될 무렵에는 앞으로 커브 (경추전만)가 지기 시작하고 걷기 시작하면 후방으로 커브 (흉추후만)선을 형성한다.

만곡은 경추, 요추, 선추의 전만의 흉추의 후만으로 되어 있으며 두개 (頭蓋)에서 내려진 수직선을 상정하면, 이에 교차되는 만곡의 모퉁이에는 수직응력이 집중하기 쉬워서 일반적으로 골절이 많고 수직선에서 떨어져 있는 ' 배가 부른곳 '에서는 전위가 되기 쉽다.

측만 (側彎)은 체간근의 균형상실에 의한 마비성측만이나 다리 길이의 차이에 의한 측만 또는 원인불명인 특발성측만도 있다.

일반적으로는 척추회선 결과에 따른 변형이 있다.

척주만곡 (태아~성인)
① 전후만 (全後彎)
② 경추전만 (頸椎前彎)
③ 흉추후만 (胸椎後彎)
④ 에스자상만곡 (S字狀彎曲)

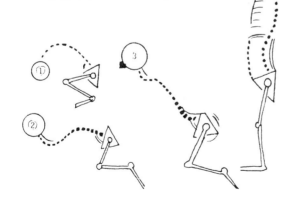
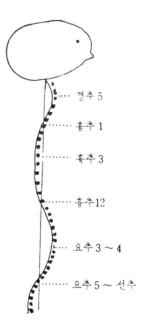

경추 5
흉추 1
흉추 3
흉추12
요추 3 ~ 4
요추 5 ~ 선추

7 · 진 찰 법

(1) 운동테스트

① 후, 측굴테스트

피술자는 술자앞에 등을 보이고 똑바로 선다. 술자는 피술자가 후방 45도 후방 및 측방으로 몸을 굽혀 굽힌쪽으로 통증이 있다면 양성이다.
(추간판 헤르니아)

② 전굴 테스트

피술자는 술자앞에 똑바로 선다. 몸을 앞으로 굽혀 손바닥이 바닥에 닫도록 한다. (요추하부, 선장골, 요선부)의 이상일 경우는 통증을 수반하고 무릎이 자연히 굽혀진다.

③ 슬 신전 테스트

피술자는 술자앞에 돌아서 선다. 술자는 그 뒤에서 피술자의 좌우 무릎을 교대로 완전히 신장시킨 다음 양슬을 동시에 신장시킨다. (요선부, 요추하부, 선장골 및 둔부)의 이상일 경우에는 통증을 수반하고 무릎을 굴곡하게 된다.

④ 슬 신전 테스트

피술자는 똑바로 눕는다. 술자는 발측에서 한손으로 발 뒷굽을 감싸잡고 한손은 슬을 받쳐잡아 하지를 교대로 한쪽씩 복부측에 직각으로 세운다. 굴곡이 현저하게 제한되면 좌골신경통 혹은 요선부의 이상이다.

⑤ 하퇴 배굴 테스트

피술자는 똑바로 엎드린다. 술자는 한손으로 발목을 잡고 한손으로는 둔부를 받혀 누르고 하퇴를 둔부에 눌러 붙인다.
추간판장해, 좌골신경통, 척추신경근 압박, 척추종양 등 일때에는 극통을 호소한다.

⑥ 하지 신전 테스트

피술자는 똑바로 눕는다. 다리를 편 그대로 굽히지 말고 직각으로 들어 올린다. 좌우 교대로 하여 곤란할 경우 헤르니아 좌골신경통장애를 의미한다.

⑦ 상체 일으키기 테스트

피술자는 똑바로 눕는다. 술자는 피술자의 하지를 누르며 상체를 일으키도록 한다. 요추관절증, 변성척추증, 헤르니아에서는 불가능하다.

⑧ 골반 테스트

피술자는 시술대에 바로 누워 한쪽 하퇴를 밑으로 늘어뜨린다. 술자는 한손은 무릎을 잡고 처진 다리를 밑으로 누른다. 누르면 통증을 느끼고 다시 서계부의 장골을 누르며 통증이 없어진다.

선장관절의 이상을 의미한다.

⑨ 족수(발목)슬 상위 신전 테스트

피술자는 똑바로 누워 한쪽 다리는 펴고 한쪽 다리는 굽혀서 발목을 반대측 하지 무릎위에 올려놓고 위의 다리를 아래로 누른다.

통증이 생길 경우는 고관절의 이상이다.

⑩ 하지 탈락 테스트

피술자는 똑바로 눕는다. 술자는 피술자의 하지를 한쪽씩 엄지발가락을 잡고 들어 올려 예고없이 떨어뜨린다. 다음은 양쪽을 동시에 행한다.

요통, 좌골신경통, 근육경직, 추간판장애시에는 통증이 증가한다.

⑪ 무릎 고저 테스트

피술자는 바로 누워 양무릎을 세운다. 발끝을 똑같이 맞춘다. 무릎이 낮은쪽이 이상이다.

◎ 活法手의 접촉점

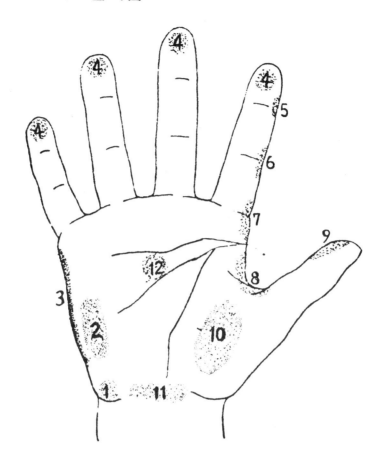

1. 頭狀骨接觸	7. 示指接觸
2. 小指球接觸	8. 拇指 ― 示指間接觸
3. 中手骨接觸	9. 拇指接觸
4. 指頭接觸	10. 拇指球接觸
5. 遠位指節間接觸	11. 手根接觸
6. 近位指節間接觸	12. 手掌接觸

(2) 시 찰 법

〈 사진 1 〉

앙와위 자세로 똑바로 누워
있으면 한쪽 발이 힘없이 넘
어진다. (외전상태)

정상일때는 발의 각도가 약
15°이다.

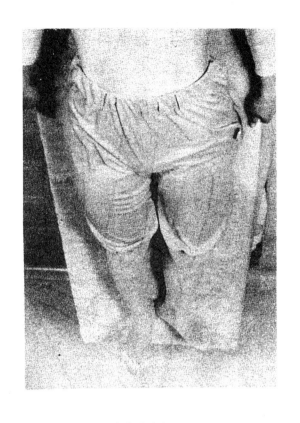

〈 사진 2 〉

발을 나란히 대퇴부 후면에
붙이면 무릎이 높고 낮다.

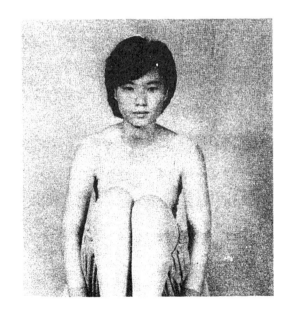

(3) 촉 찰 법

〈 사진 1 〉

추골의 극돌기를 손으로 만져서
이상 여부를 확인한다.

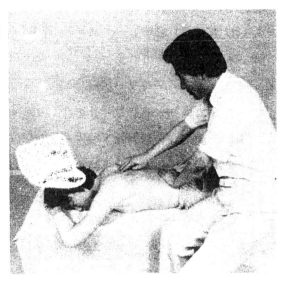

〈 사진 1 〉

〈 사진 2 〉

두 손으로 추골의 횡돌기를
만져보고 이상 여부를 확인한
다.

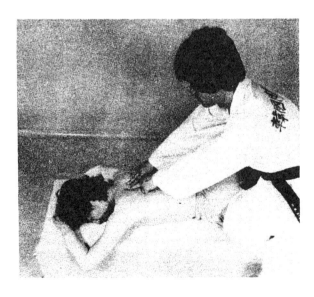

〈 사진 2 〉

各椎骨의 位置 測定 參考

第 1 頸椎(環椎) ― 코끝의 線과 一致

第 7 頸椎 ― 머리를 수그리면 두드러지게 불룩

하게 나온 곳.

第 3 胸椎 ― 견갑골극상돌기, 內端과 一致

第 7 胸椎 ― 肩胛骨下端角과 一致

第11 胸椎 ― 左右, 上腕骨角에서 腸骨前上棘의

斜線

第 4 腰椎 ― 腸骨前上棘과 一致

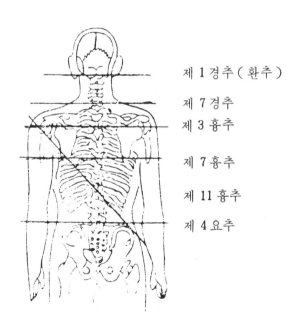

제 1 경추(환추)

제 7 경추

제 3 흉추

제 7 흉추

제 11 흉추

제 4 요추

8 . 술기 (術技)

활법 (活法)을 시술 (施術)함에 있어 먼저 시술자는 정확한 진찰을 해야 하며 피술자가 안정 (安靜)된 심신상태 (心身狀態)를 유지할 수 있도록 유도하여야 한다.

또한, 활법 (活法)도 다른 시술법 (施術法)과 같이 한정적 (限定的)인 건강회생술 (健康回生術)임을 명심하여 다음의 경우에는 시술 (施術)을 금 (禁)하거나 특별한 주의를 요한다.

가. 결핵성관절염, 화농성관절염, 척추암, 악성피부병, 법정 전염병환자,선천성기형

나. 생리중이거나 임신중의 부녀자와 체력이 극도로 쇠약한 자

다. 기타 활법 영업밖의 질환은 전문의에게 맡겨야 한다.

이상 열거한것 외 (外)에도 시술시 (施術時)에는 관절의 각도에 특별히 유의해야 하며, 교정시 필요한 만큼의 압을 가해야 하고, 교정은 짧고 굵은동작 이어야 한다.

또, 시술시 (施術時)에는 피술자가 숨을 내 뱉을때 시술해야 한다.

만일 반대로 숨을 들어 마실때 기 (氣)를 넣게 되면 활법 (活法)이 살법 (殺法)으로 바뀔 우려가 있다. (단, 예외도 있다.)

잘못으로 인한 오래된 생활의 환경과 조건으로 척추 등의 체위가 변형을 일으켜 일어나는 신체상의 부조화로 병변 (病變)이 일어나는 것임을 상기하여 조급하거나 강압으로 피술자가 고통스러워 하는것을 삼가해야 한다.

* 주요압의 부위

가. 경추 : 극돌기 또는 관절돌기

나. 흉추 : 극돌기 또는 횡돌기

다. 요추 : 극돌기 또는 관절돌기

* 관절면의 각도 (복와위일때)

가. 경추의 관절면은 사 (斜)로 되어 있으므로 압박의 힘을 두방으로 향한다.

나. 흉추의 관절면은 수평으로 되어 있으므로 압은 전단 수평으로 한다.

다. 요추의 관절면은 수직으로 되어 있으므로 압은 똑바로 밑으로 가한다.

이상 모든것이 잘 되었다고 해도 시술자 (施術者)의 기 (氣)가 약하면 교정효과 (效果)는 늦어 질수도 있으므로 시술자는 평소에 기 (氣)를 강화시켜 두어야 영 (靈)적인 힘을 발휘할 수 있다.

〈1〉 경 추 1 번

영 역 : 머리 뇌하수체, 두피, 안골, 뇌내이, 교감신경 등 혈액공급

영 향 : 두통, 신경질, 불면증, 감기, 고혈압, 편두통

　　　　정신병, 신경쇠약, 건망증, 만성피로, 어지러움

　　　　구역질, 소아마비, 간질, 무도병

교정법 : 피술자의 목을 최대한 뒤로 젖히고 변위된 부위를 상방으로 하여

　　　　가동 저항점까지 돌려서 순간적으로 교정한다.

〈사진설명〉

　피술자가 앉은 자세에서 변
위된 반대측 손을 변위된 측
어깨위에 얹은체 시술자가 뒤
에서 교정하는 방법

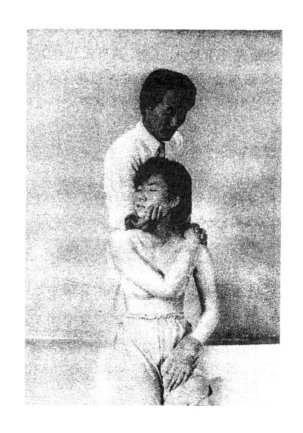

適　應
　　左右側方　環椎
피술자
　　仰臥位를 取하고, 머리를 治療台 밖으로 내고, 어깨를 시술대의 上端과 平行하
게 하고, 변위가 위에 오도록, 머리와 목을 90度 回轉한다.
시술자
　　同位側에 서서 患者와 直角으로 對面한다. 施術者의 大腿로써, 피시술자 어깨를
받쳐 安定시킨다.
直接手
　　足方手로 環椎의 橫突起에 豆狀骨을 接觸하고 小指는 턱 밑에 位置한다.
間接手
　　頭方手의 手掌으로 귀를 덮고, 손가락으로 後頭骨과 上部 頸椎를 받친다.
矯　正
　　間接手로 反對側 下位의 關節을 벌리려고 하면서 頭方으로 牽引한다. 直接手 는
同時에 環椎를 똑바로 밑으로 矯正한다.
矯正順序
　1. 施術者는 시술대의 頭部에 서서 間接手를 位置한다.
　2. 施術者는 同位側에 서서 피술자의 머리와 목을 90度 回轉시킨다. 그리고 大
　　　腿로 피술자의 어깨를 받치며, 環椎의 橫突起 尖端을 觸發한다.
　3. 直接手의 豆狀骨로 環椎 橫突起 尖端을 接觸하며, 손가락은 頭頂을 向하도록한다.
　4. 皮膚의 遊動을 없도록하고, 直接手를 回轉한다. 小指는 턱밑에 둔다.
　5. 前腕을 될수있는 대로 直角으로 올려 兩손으로 遊動을 없도록 한뒤 矯正한다.

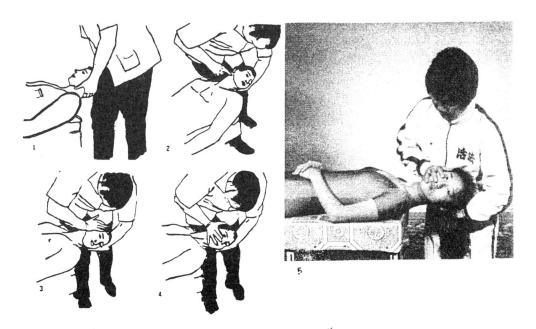

適　應

　　左右下方環椎

피술자

　　仰臥位를 取하고 변위가 밑에 오도록 머리를 回轉시킨다.

시술자

　　시술대의 頭部에 位置하고 同位側에 서서 피술자와 直角으로 對面한다.

直接手

　　左右下方 環椎의 反對側의 環椎 橫突起 尖端의 上部에 示指를 接觸

間接手

　　胸鎖乳突筋과 下顎骨間의 홈에 中指를 接觸 손가락은 벌려서 밑으로 向한다.

　　손은 머리를 받친다.

矯　正

　　直接手로 橫突起와 乳樣突起間에 示指 接觸하고 下方으로 밀며 矯正한다. 이때
間接手로 頭方과 若干 上方으로 牽引한다.

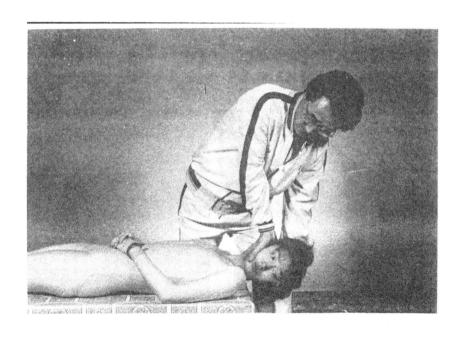

適　應

　　後方 環椎 後頭關節 壓迫

피술자

　　피술자는 腹臥位를 取하고 턱을 안으로 당긴다.

시술자

　　施術者는 시술대 옆에 서서 頭方을 向한다.

直接手

　　左拇指球를 左後頭骨 底邊에 接觸하고 拇指는 頭頂을 向한다.

間接手

　　右拇指球를 右後頭骨 底邊에 接觸하고 拇指는 頭頂을 向한다.

矯　正

　　直接手와 間接手로써 後頭骨에 對하여 頭方과 아래 方向으로, 30 秒～60 秒間
適當한 壓迫을 加한다.

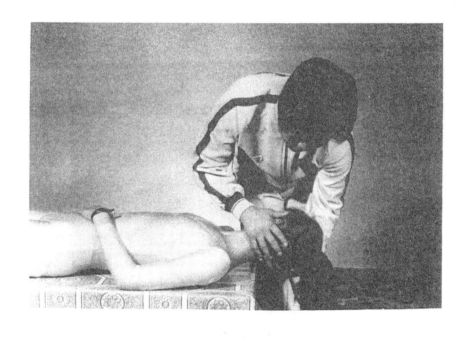

適　應

　　後方　環椎後頭　關節　壓迫

피술자

　　腹臥位를　取하고　턱을　안으로　당긴다.

시술자

　　시술대　옆에　서서　頭方을　向한다.

直接手

　　頭方手는　外後頭　隆突　밑에나　또는　後頭底邊　밑에　中手骨로　接觸한다.

間接手

　　足方手는　上部胸椎의　棘突起에　手根으로　接觸

矯　正

　　兩手로써　弧를　만든다.　後頭骨을　밀어　올리며,　목을　伸帳시키면서　弧를　푼다.

　　間接手의　팔을　피술자　몸에　對하여　30度～45度로　維持하며　頭方으로　그리고

　　若干　아래　쪽으로　30秒～60秒間　壓迫을　加한　끝에　瞬間的으로　힘을　주면서　矯

　　正한다.

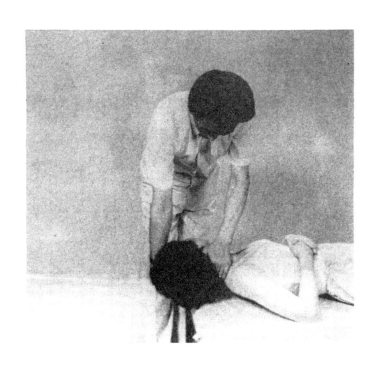

〈 2 〉 경추 2 번

영 역 : 눈, 시신경, 청각신경, 부비강, 유양돌기골, 혀, 이마

영 향 : 부비강염, 알레르기, 사팔뜨기, 벙어리, 주독, 눈병,

　　　　귀병, 실신, 발작, 실명

교정법 : 피술자의 목을 최대한 뒤로 젖혔다가 일단 손을 뗀후 다시

　　　　그대로 잡고 경추 1 번과 같이 교정한다.

〈 사진설명 〉

　　피술자가 복와위 상태에서 시술자는 두방을 향하고 교정하는 방법.

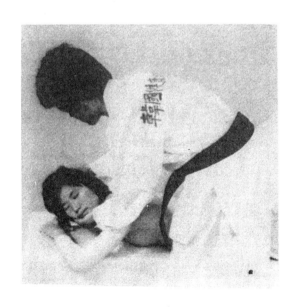

適　應

　　後下方軸椎

피술자

　　腹臥位를 取하고 턱을 안으로 당긴다.

시술자

　　시술대 頭部에서 피술자와 直角으로 對面한다.

直接手

　　足方手의 示指를 軸椎의 棘突起 下部에 接觸

間接手

　　頭方手의 手掌을 앞이마 밑에 接觸

矯　正

　　兩手로 皮膚의 遊動을 除去하고, 相互方向으로 밀어 矯正한다.

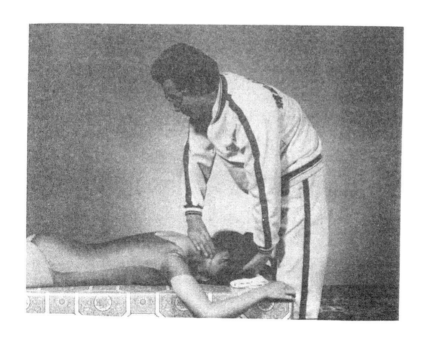

適　應

　　左右側方環椎　特히　小兒나　矮小한　어른

피술자

　　仰臥位를　取하고　머리는　시술대　밖으로　내며　코와　얼굴을　똑바로　위를　向하도
록　한다.

시술자

　　同位側에　서서　피술자와　直角으로　對面한다.　施術者의　大腿로　피술자의　어깨를
받쳐　安定시킨다.

直接手

　　足方手의　示指로　環椎의　橫突起　尖端을　接觸한다.

間接手

　　頭方手의　手掌으로　귀를　덮고,　손가락으로　後頭骨과　上部頸椎를　감싼다.

矯　正

　　間接手로　側方屈曲시켜　反對側의　脊椎關節을　벌린다.　直接手로　머리의　正中線에
對하여　直角方向으로　環椎를　正側方으로　밀어　矯正한다.

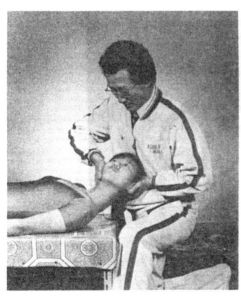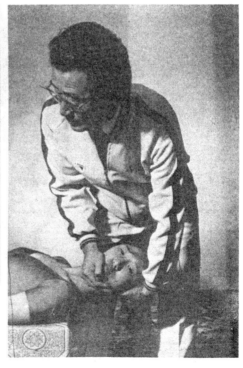

適　應

　　左右後方第2～第7頸椎

피술자

　　仰臥位를 取하고 변위를 위로, 머리를 回轉시킨다.

시술자

　　反對側에 무릎을 꿇고 앉는다. 前腕을 거의 水平으로 한다.

直接手

　　足方手의 中指로써, 半脫臼된 脊椎의 棘突起와 關節突起 周圍를 걸고, 拇指를 귀의 前方에 位置시키면서, 다른 손가락은 벌린다.

間接手

　　頭方手의 手掌으로, 밑에 있는 귀를 덮고, 손가락은 脊椎와 直角方向을 向하도록 한다.

矯　正

　　直接手를, 施術者쪽으로 재빨리 당긴다. 間接手로, 施術者의 反對方向으로 1.3 cm가량 민다.

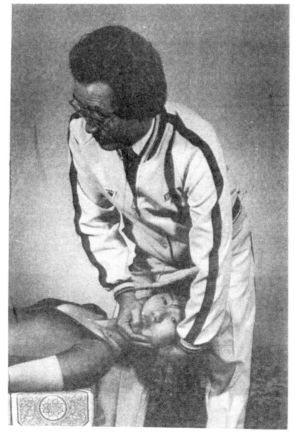

-96-

〈 3 〉 경추 3 번

영 역 : 뺨, 외이, 안골, 이, 삼차신경

영 향 : 신경통, 신경염, 여드름, 습진, 피부발진

교정법 : 경추 2 번 보다 10 °정도 머리를 숙인 상태에서 경추 2 번과 같
은 방법으로 교정한다.

〈 사진설명 〉

피술자가 앙와위 자세를 취하고 시술자는 족방을 향해서 교정하는
방법

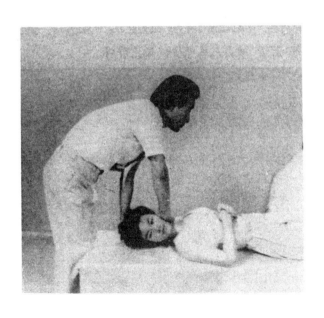

適　應

　　左右後方頸椎，第 1 ～ 3 頸椎에　限함.

피술자

　　仰臥位를 取하고 머리를 시술대 밖에 내며 변위 위로 머리와 목을 90 度　回轉시킨다.

시술자

　　同位側에 서서, 피술자와 直角으로 對面한다. 大腿로써 피술자의 어깨를 받치며 前腕을 거의 水平으로 손목을 똑바로 하고, 患者의 머리 위를 덮을듯이 앞으로 굽힌다.

直接手

　　足方手의 示指를 環椎의 경우에는 橫突起 後部나 後弓에 第 2 또는 第 3 頸椎의 경우에는 關節突起의 後部에 接觸한다.

間接手

　　頭方手의 손가락으로 턱을 쥐어 잡고, 前腕으로 回轉된 머리와 목을 받치며 손가락을 患者의 어깨에 接近시킨다.

矯　正

　　間接手로 머리와 목의 中心線을 따라 頭方으로 牽引한다. 直接手는 患者의 兩眼을 따라 中心線쪽 若干 頭方으로 밀어 矯正한다.

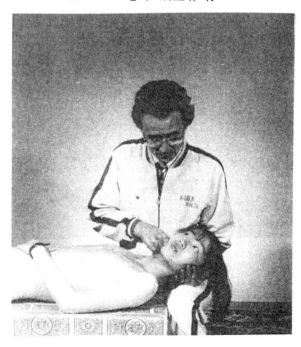

適　應

　　左右側方　後頭骨

　　左右後方頸椎　一般技法

피술자

　　仰臥位를　取하고　시술대를　兩손으로　붙잡는다.

　　後頭骨矯正 : 얼굴과　코를　똑바로　上向한다.

　　頸椎矯正 : 머리를　90度　反對側으로　回轉

시술자

　　同位側에　直角으로　對面하면서　무릎을　꿇는다.

直接手

　　足方手의　손가락으로　턱을　덮는다.

　　後頭骨矯正 : 乳樣突起의　側方에　示指를　接觸

　　頸椎矯正 : 乳樣突起의　後下方部에　示指를　接觸

間接手

　　頭方手의　손가락으로　턱을　덮는다.

　　後頭骨矯正 : 前腕을　얼굴과　머리의　側方에　位置

　　頸椎矯正 : 前腕을　回轉한　머리를　받친다.

矯　　正

　　後頭骨矯正 : 間接手로　牽引과　側方屈曲을　加한다.

　　　　　　　　直接手로　머리를　正中線에　直角으로　兩眼의　方向으로　민다.

　　頸椎矯正　 : 兩手로　똑바로　頭方으로　矯正한다.

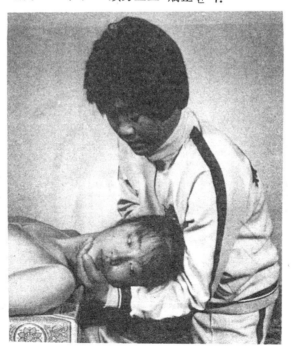

適　應

左右後方頸椎

피술자

仰臥位를 取하고, 머리를 若干 세우며 변위 위로 머리를 回轉시킨다.　머리와 목을 反對側으로 約45度回轉시키며, 關節이 固着될 때까지 伸張시킨다.

시술자

足方을 向해 시술대의 頭部에 位置한다.

直接手

同位側의 손 : 示指의 指節을, 環椎 橫突起의 後部, 또는 다른 頸椎의 關節突起에 接觸한다.

손목을 回轉하며, 팔꿈치는 施術者에 가깝게 維持한다.

間接手

反對側의 손 : 手掌으로 귀를 덮고, 손가락은 後頭骨과 上部頸椎 周圍를 감싼다.

矯　正

兩手로써 皮膚의 遊動을 除去한다.

直接手의 손목을 빠르게 外轉시키면서, 瞬間的으로 矯正, 間接手는 直接手의 反動으로 움직일 뿐이다.

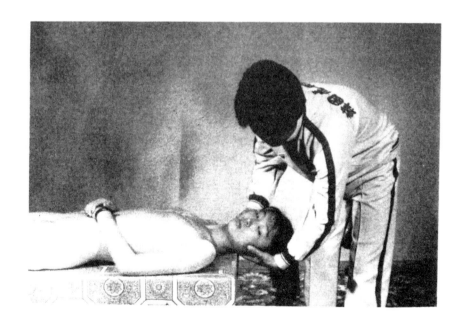

〈4〉 경추 4번

영　역：코, 입술, 입, 구씨관

영　향：편도선염, 고초병, 타루, 난청, 선양증식증, 안면신경마비

교정법：피술자의　머리를　똑바로　세운　상태에서　앞　혹은　뒤로　10°
　　　　　정도　젖히고　경추3번과　같이　교정한다.

〈사진설명〉

　피술자가　복와위　상태에서　시술자는　족방을　향하고　교정하는　방법.

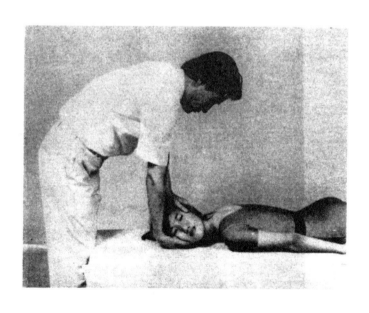

適　應

　　左右後方第2～第7頸椎

피술자

　　坐位를　取하고,　머리와　목과　脊椎를　똑바로　세운다.

시술자

　　피술자의　反對側後方에　서서,　自己의　몸으로　피술자의　反對側어깨를　後方으로
반친다.

直接手

　　前方手의　中指를　변위가　있는　脊椎의　棘突起와　關節突起위에　걸친다.　拇指를
귀앞에　位置시키고　다른　손가락은　벌린다.

間接手

　　後方手의　手掌을　얼굴과　귀위에　位置시키고　손가락은　頭頂을　向한다.

矯　正

　　兩手로써,　頸椎를　頭方(上方)으로　牽引한다.　直接手를,　재빨리　施術者의　方
向으로　당긴다.　이　때,　皮膚의　遊動을　除去하는　것과　適切한　速度의　必要性에　留
意하여야　한다.

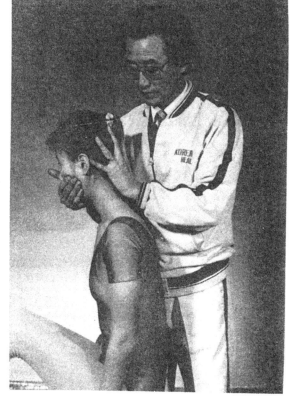

適 應

　　頸椎筋肉을 弛緩시키고頸椎椎体間을 伸張.

피술자

　　腹臥位를 取하고, 머리를 옆으로 回轉시킨다. 시술대 頭部를 若干 낮춘다.

시술자

　　시술대 頭部에, 足方을 向해 무릎을 跆고 앉는다.

直接手

　　턱을 쥐어 잡고, 前腕은 後頭骨 底邊을 받친다.

間接手

　　머리가 回轉된 方向의 肩峰에, 手掌을 接觸

矯 正

　　먼저 直接手로 頭方으로 당기면서 安定시킨다.

　　間接手는 遊動이 除去될 때까지 足方으로 어깨를 민다. 다음 直接手로써, 턱과 後頭骨에 똑같은 힘을 加하면서 頭方으로 瞬間的으로 당긴다. 이때 直接手의 팔과 어깨는 同時에 後方으로 움직이며, 間接手는 固定만 한다. 兩側交代로 實施.

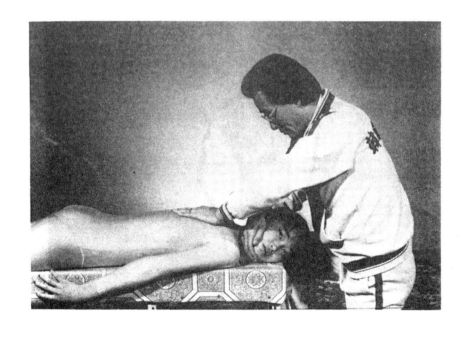

適　應

左右　　　第1～第4胸椎

左右後方頸椎, 一般技法

피술자

腹臥位를 取하고, 시술대 頭部를 若干내린다.

시술자

反對側에 서서, 피술자와 直角으로 對面한다.

直接手

足方手의 手根으로, 橫突起를 接觸.

間接手

頭方手의 手掌으로, 同位側의 얼굴을 接觸.

矯　正

兩手로써 遊動을 除去, 直接手를 밑으로 壓迫하고, 間接手로 피술자의 머리를 施術者쪽으로 당긴다. 直接手로써, 瞬間的으로 壓迫을 加하여 矯正.　이때 間接手를 施術者쪽으로 당기며, 頸椎를 풀어준다.

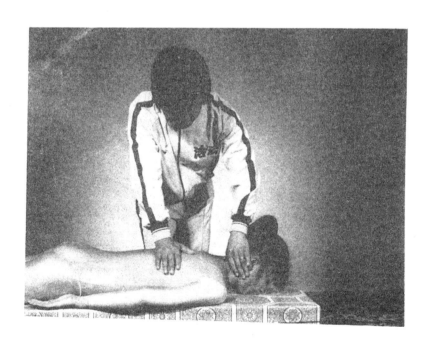

適　應

　　左右後上方　後頭骨,　後方環椎－後頭骨間　壓迫의　경우에는　兩側으로　適用할　수　있다.　斜頸이나　偏頭通에　有効.

피술자

　　仰臥位를　取하고　머리를　시술대　밖으로　나오게　位置한다.　변위가　위에　오도록　피술자의　머리를　回轉한다.　피술자는　兩손으로　시술대를　붙잡는다.

시술자

　　同位置에　서서　피술자의　머리와　목에　直角으로　對面하고,　大腿로써　피술자　어깨를　固定시킨다.

直接手

　　足方手는　頰骨과　下顎을　손바닥으로　接觸하되,　拇指는　귀의　前方에,　小指는　턱　밑에　놓고,　前腕은　낮추어서　胸骨과　平行하게　한다.　施術者의　上体는　피술자의　머리를　덮을　程度로　낮게　굽힌다.

間接手

　　頭方手는　손바닥으로　귀를　덮고,　손가락은　後頭骨과　上部　頸椎　周圍를　감싼다.

矯　正

　　直接手로써　턱을　若干　下方으로　回轉하면서,　兩手로써　똑바로　若 2.5 cm 頭方으로　빠르게　밀면서　矯正한다.

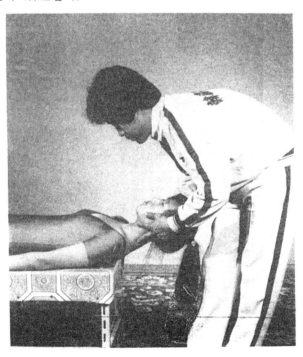

〈 5 〉 경 추 5 번

영   역 : 성대, 경선, 인두

영   향 : 인두염, 쉰목소리, 인두카타루

교정법 : 피술자의 머리를 똑바로 세운 상태에서 앞으로 20° 정도 숙인
         체 경추 4 번과 같이 교정한다.

〈 사진설명 〉

   피술자가 앉은 자세에서 시술자는 뒤에 서고 변위된 반대측에 시지
와 모지시지간을 접촉한 체 교정하는 방법.

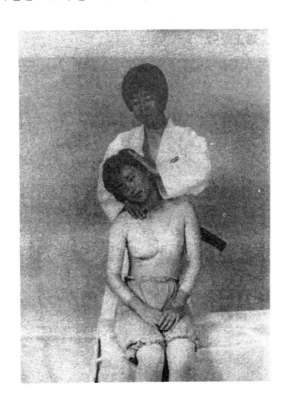

適　應

左右側方　後頭骨

피술자

仰臥位를 取하고, 머리가 시술대 밖으로 나오게 位置한다. 변위가 위에 오도록 피술자의 머리를 回轉시킨다.

시술자

同位置에 서서, 피술자와 直角으로 面하고, 足方의 大腿로써 피술자의 어깨를 固定시킨다.

直接手

足方手는 頰骨에 손바닥을 接觸하고, 손가락은 頭頂을 向하게 하며, 前腕은 손과 直角을 이룬다.

間接手

頭方手는, 손바닥으로 귀를 덮고, 손가락은 後頭骨과 上部頸椎를 감싼다.

矯　正

施術者의 大腿로써, 피술자의 어깨를 固定시키면서, 間接手로써 윗쪽으로 당기는 同時에, 直接手로써 下方으로 똑바로 밀어 矯正한다.

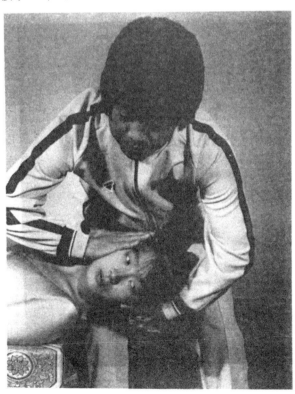

適　應

　　前下方 또는 左右前下方 後頭骨, 後部環椎, 後頭骨壓迫, 過伸張　頸椎捻挫, 턱
이 올라가 있다. 後頭骨의 兩側方 또는 한쪽 側方이 낮다. 턱을 가슴에 대기가
어렵고 또는 댈려고 하면 後頭骨筋肉에 緊張이 생긴다.

피술자

　　仰臥位를 取하고 머리가 시술대 밖으로 나오게 位置하며, 변위가 위에 오도록
머리를 回轉한다.

시술자

　　同位側에 서서 피술자와 直角으로 對面한다. 施術者의 足方의 大腿로써 피술자
어깨를 固定시킨다.

直接手

　　足方手의 示指를 後頭骨의 下線에 接觸하고 拇指는 頭頂을 向해 귀의 뒤에 位
置시킨다.

間接手

　　頭方手는 손가락으로 턱을 덮고 前腕으로 머리를 받친다.

矯　正

　　直接手는 똑바로 頭方으로 後頭骨을 들어 올린다. 間接手는 頭方으로　당기면
서 턱을 正中線(胸骨方向)으로 가져온다. 頸椎와 環椎 - 後頭骨間의 關節을 過
屈曲시킨다. 前頭를 下方으로 움직인다. 單純한 前下方의 경우에는 兩側으로 矯
正한다.

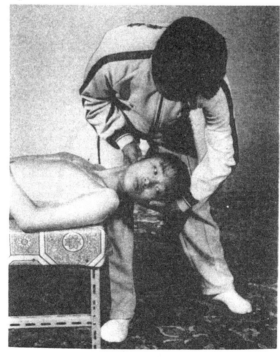

適　應

後下方　左右後下方後頭骨.　　後下環椎－後頭骨　壓迫.　過屈曲　頸椎捻挫,　前方　및 上方으로　부터의　이마衝擊　턱이　처져있고,後頭骨의　兩側또는　한쪽이　낮다. 피술자 의　턱이　쉽게　가슴에　닿고,　그때　後頭骨筋肉에　緊張이　오지　않는다.

피술자

仰臥位를　取하고,　머리가　시술대　밖으로　나오게　한다.　변위가　위에　오도록　머 리를　回轉.

시술자

同位側에　서서　피술자와　直角으로　對面한다.　施術者의　足方　大腿로써,　피술자의 어깨를　받쳐　固定.

直接手

足方手의　拇指　또는　豆狀骨로써　後下方　乳樣突起를　接觸하며,　이때　母指는　下 顎과　平行으로　位置한다.

間接手

頭方手의　손가락으로　턱을　덮고,　前腕으로　머리를　받친다.

矯　正

直接手는　上方과　前方으로　間接手의　손가락은　胸骨로　부터　턱을　떼어내는　것처 럼　兩手로써　頭方으로　당긴다.　頸椎와　環椎－後頭骨間　關節을　過伸張시킨다.　이마 를　上方으로　움직인다.　單純한　後下方의　경우에는　兩側으로　矯正한다.　이때　矯 正方向은　拇指의　方向과　一致하지　않는다.

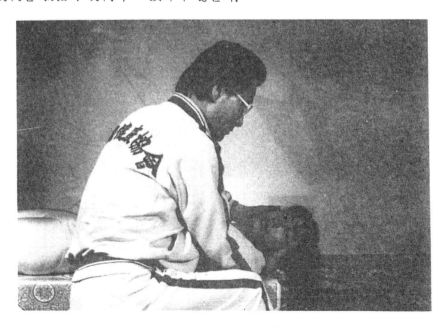

適 應
　　左右後方（그림A），左右下方（그림B），左右側方（그림C），頸椎過剩前彎（그림D），全頸椎

피술자
　　仰臥位를 取하고, 머리를 시술대 밖으로 나오게 한다. 左右後方, 左右下方의 경우는 머리를 변위의 反對側으로 45度回轉시킨다. 左右側方의 경우, 얼굴과 코를 똑바로 위를 向하게 한다. 過剩前彎의 경우는, 머리를 변위側으로 45度回轉시킨다.

시술자
　　시술대의 頭部에 선다. 左右後方, 左右下方은 同位側을 向한다. 左右側方, 過剩前彎은 同位側에 서서 脊椎와 直角으로 對面한다.

直接手
　　足方手의 示指로써 接觸
　　左右後方, 左右下方은 關節突起 後部
　　左右側方은 關節突起의 側方
　　過剩前彎은 橫突起의 前方

間接手
　　頭方手의 手掌으로 귀를 덮고, 손가락으로 後頭骨과 上部頸椎 周圍를 감싼다.

矯 正
　　直接手와 間接手는 서로 逆方向으로 민다.
　　間接手는 反對側의 關節을 벌린다.
　　直接手는 변위의 方向으로 민다.
　　過剩前彎의 경우는 兩側으로 實施한다.

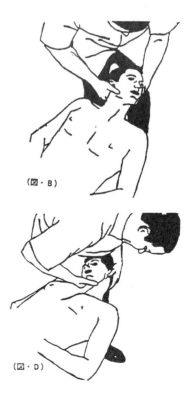
(圖·B)

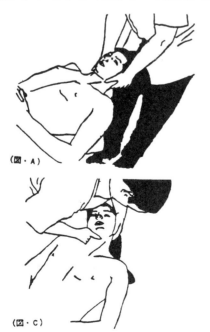
(圖·A)

(圖·C)

(圖·D)

〈6〉 경추 6번

영 역 : 경곤, 어깨, 편도선

영 향 : 크르푸성폐염, 상완통, 편도선염, 백일기침.

교정법 : 경추5번 보다 피술자의 머리를 10°정도 더 숙인체 교정한다.

〈사진설명〉

피술자가 앉은 자세를 시술자의 전완을 변위 반대측에 접촉하고 교정하는 방법.

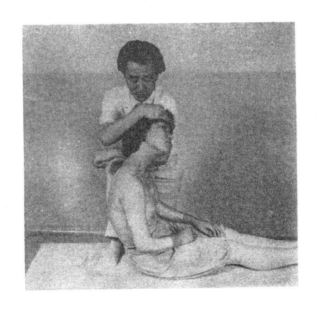

適　應

　　左右後方, 左右側方, 全頸椎

피술자

　　仰臥位를 取하고, 변위를 위로, 머리를 回轉시킨다.

시술자

　　同位側에 서서, 피술자와 直角으로 對面한다.

直接手

　　環椎의 橫突起 또는 頸椎의 關節突起에 拇指接觸, 4指 또는 5指를 아래턱 밑에 두고, 나머지 손가락은 얼굴위에 비스듬히 接觸

間接手

　　手掌으로 귀를 덮고, 손가락으로 後頭骨과 上部頸椎 周圍를 감싼다.

矯　正

　　間接手는 脊椎를 頭方으로 伸張시키면서 下方의 頸椎를 벌린다.

　直接手는, 손목을 外轉하면서, 左右側方의 경우에는 下方으로 밀고, 左右後方의 경우에는 비스듬히 下方으로 민다. 矯正은 拇指로써 한다.

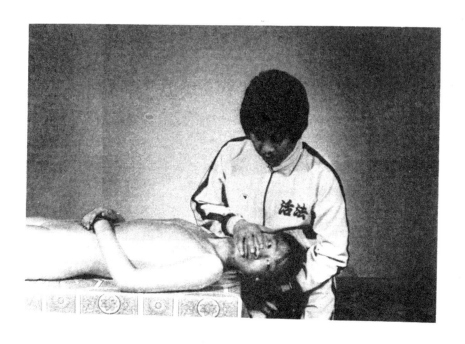

適　應

　　頸椎椎体間을　伸張,　頸椎에　對한　一般技法

피술자

　　仰臥位를　取함.

시술자

　　시술대의　頭部에　서서,　足方을　向한다.

直接手

　　귀를　덮고,　손가락은　後頭骨(脊椎가　아님)周圍에,　拇指球는　턱밑에　位置.

間接手

　　直接手와　같음.

矯　正

　　遊動을　除去하고,　正中線에　따라　頭方으로　約 2.5 cm 瞬間的으로　당겨　矯正한다.

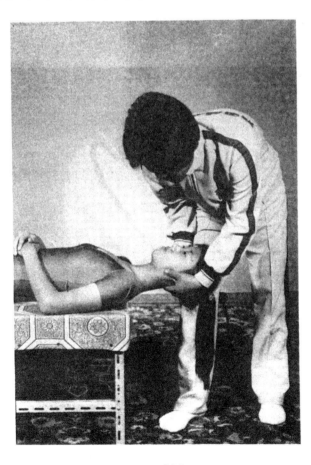

適　應

　　頸椎　椎体間의　伸張, 頸椎에　對한　一般技法

피술자

　　仰臥位를　取함.

시술자

　　시술대의　頭部에　서서, 足方을　向한다.

直接手

　　後頭骨　底邊을　둘러싼　타올의　兩端을　잡는다. 타올이　미끄러지지　않도록, 얼굴
兩側을　따라　타올을　비틀어　잡으면　보다　效果的이다.

間接手

　　直接手와　같음.

矯　正

　　遊動을　除去하고, 正中線에　따라　頭方으로　約 2.5 ㎝ 瞬間的으로　당겨　矯正한다.

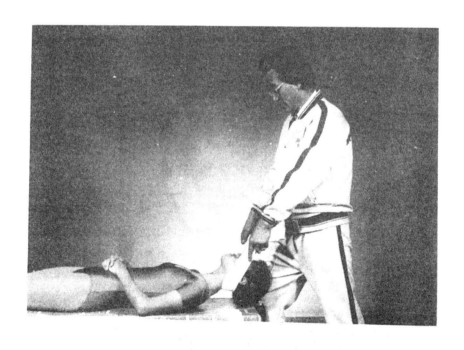

適　應

　　左右後方全頸椎, 一般技法

피술자

　　仰臥位를 取하고, 머리를 시술 ㅣ위의 間接手 위에 位置시킨다. 변위를　위로,
머리를 回轉시키며, 머리와 목을 변위 側으로부터 約45度 反對側으로 回轉하여,
關節의 固着點까지 伸張시킨다.

시술자

　　시술대의 同位側　선다.

直接手

　　足方手의 手根으로, 全頸椎關節突起를 따라 接觸, 팔꿈치를 낮게 굽히고, 接觸
은 棘突起에 가깝고 낮은 곳에다 한다.

間接手

　　頭方手의 手掌으로 反對側의 귀를 덮고, 손과 머리는 시술대위에 位置.

矯　正

　　皮膚의 遊動을 除去한다.

　　直接手는 施術者의 反對方向으로 밀고, 間接手는 施術者쪽으로 밀어　矯正한다.

　　이때 直接手를 支點으로 하여　頸椎全体를 부드럽게 움직인다.

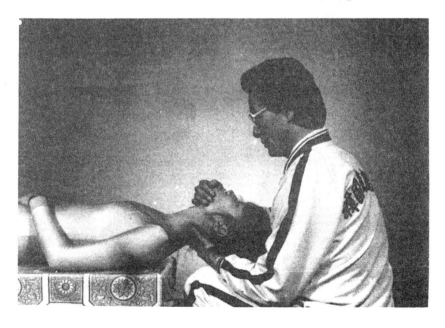

〈 **7** 〉 경추 **7** 번

영 역 : 갑상선, 어깨, 팔꿈치의 활액낭

영 향 : 골액낭염, 감기, 갑상선질환

교정법 : 피술자의 목을 최대한 숙인 자세로 경추6번과 같이 교정한다.

〈사진설명〉

　피술자가 복와위 상태로 시술자는 족방을 향하고 하악을 감싼체 교

정하는 방법.

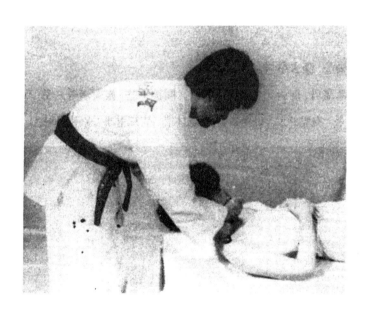

適 應

左右後上方　後頭骨，左右後方頸椎，一般矯正法

피술자

仰臥位를 取하고, 빈위가 뒤에 오도록 머리를 回轉한다.

시술자

피술자의 頭部에 位置하고, 足方을 向한다.

直接手

볼과 下顎에 손바닥을 接觸, 손가락은 下顎을 따라 位置한다.

間接手

손바닥으로 귀를 덮고, 손가락으로 後頭骨과 上部頸椎 周圍를 감싼다.

矯 正

間接手로 若干 上方으로 들어 올리면서, 直接手로써 下顎을 따라 비스듬이 下
方으로 민다.

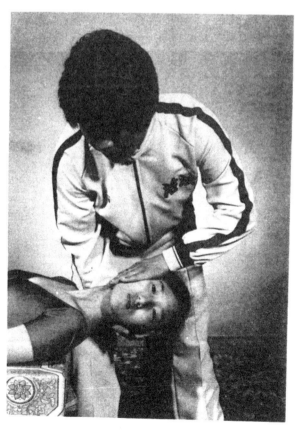

適 應

    頸椎 前彎症, 頸椎可動法

피술자

    腹臥位를 取하고, 머리를 시술대 밖으로 낸다.

시술자

    시술대의 頭部側方에 서서, 頭方을 向한다.

直接手

    足方手의 拇指와 示指의 사이로, 左右關節突起를 잡는다.

間接手

    頭方手의 手掌으로, 이마를 接觸

矯 正

    頸椎를 完全히 過伸張狀態에 位置시켜, 直接手로 固定시킨다. 直接手로써, 全頸
椎를 똑바로 밑으로, 數次 부드러운 壓迫을 加하여 矯正한다.

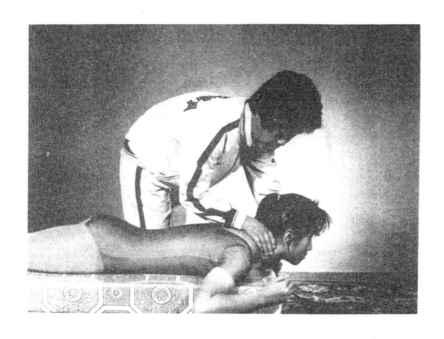

適　應

　　左右後方, 左右下方, 左右側方 第5頸椎부터 第3胸椎까지

피술자

　　腹臥位를 取하고, 머리를 同位側(施術者와 反對側)으로 回轉시킨다.　시술대 頭部를 若干내린다.

시술자

　　頭方을 向하여, 反對側에 선다.(棘突起가 轉位된 側을 向한다.) 피술자를　덮을듯 몸을 낮추고, 팔꿈치와 손을 平行하게 놓는다. 頭方의 발은 피술자의　머리 位置와 나란히 位置한다.

直接手

　　頭方手의 拇指로써, 轉位된 棘突起의 側方, 脊椎의 홈에 接觸한다.

間接手

　　足方手의 手掌으로, 볼과 아래턱에 接觸, 손가락은 直接手의 拇指와 反對方向을 가리킨다.

矯　正

　　兩手로써 遊動을 除去한다.

　　直接手만으로써, 脊椎와 直角方向으로 밀어 矯正

　　老人이나 關節炎 患者等은, 머리를 回轉시키지 않고, 바로 밑을 보게 한다.

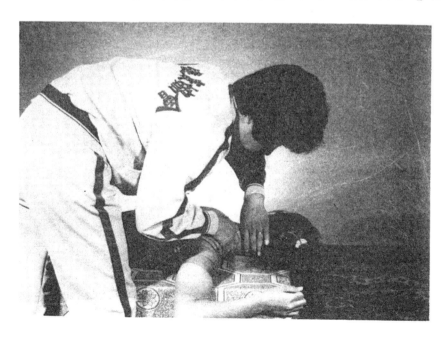

適 應

左右後方　第5頸椎에서　第3胸椎까지

피술자

腹臥位를 取하고, 머리를 施術者側으로 回轉시킨다. 시술대 頭部를 좀 낮춘다.

시술자

頭方을 向해 反對側에 선다. 피술자를 덮는 듯이 몸을 낮추고, 팔꿈치와 손이 平行이 되게 하며, 頭方의 발이 피술자의 머리位置까지 오도록 한다.

直接手

足方手의 示指를, 關節突起나 橫突起위에 接觸

間接手

頭方手의 手掌으로, 볼과 아래턱을 接觸하고, 손가락을 비스듬히 頭頂을 向하도록 한다.

矯 正

兩手로써 皮膚의 遊動을 除去한다.

直接手만으로써, 脊椎에 對하여 直角方向으로 밀어서 矯正

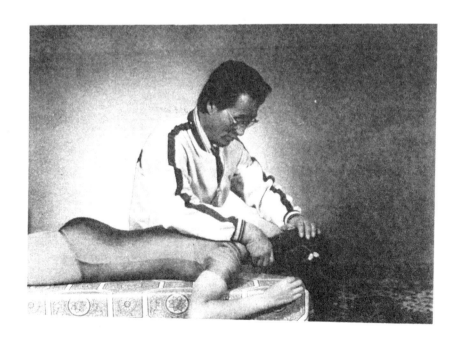

〈 8 〉 흉 추 1 번

영 역 : 전완 (손, 손목) , 식도, 기관

영 향 : 천식, 기침, 호흡곤란, 전완수지의동통

교정법 : 변위된 형태에 따라 모지 또는 소지구, 두상골 등을 접촉하여

체중을 이용하여 순간적으로 압박을 가하여 교정한다.

〈 사진설명 〉

피술자가 시술자의 두다리를
잡고 앉은체 시술자는 체중을
이용하여 순간압을 가하는 방
법

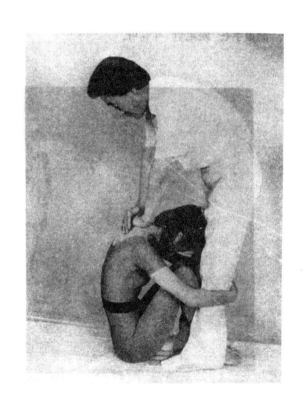

適　應

　　左右後方，左右下方　第 1～第 4 胸椎

피술자

　　腹臥位를　取하고，시술대　頭部를　若干내린다.

시술자

　　同位側에　서서　頭方을　向한다.　兩手는　脊椎의　한쪽便에　位置한다.

直接手

　　足方手의　豆狀骨을，橫突起위에　接觸.

間接手

　　頭方手의　手掌으로　同位側의　머리와　얼굴에　接觸.　머리의　回轉은　極少로　한다.

矯　正

　　兩手로써　遊動을　除去.　施術者의　体重을　利用하여　똑바로　밑으로　눌러　矯正한

다.　間接手는　固定만　시킨다.

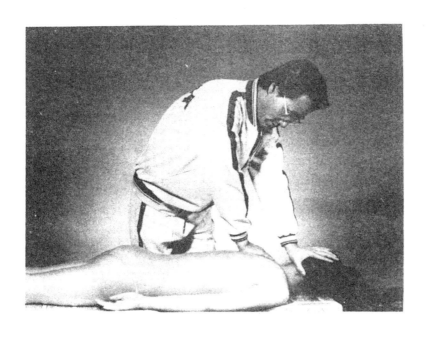

適 應

　　左右後上方，左右後下方　全胸椎

피술자

　　腹臥位를　取함.

시술자

　　시술대옆에　서서, 피술자와　直角으로　對面한다.

直接手

　　한쪽손의　頭狀骨로，橫突起에　接觸.　左右後上方의　경우, 손가락은　足方을　向하
고　左右後下方의　경우, 손가락은　頭方을　向한다.

間接手

　　다른쪽손의　頭狀骨로，같은　椎背의　다른쪽　橫突起에　接觸.　손가락은　直接手의
손가락과　逆方向을　가리킨다.

矯 正

　　兩手로　若干의　捻力을　加해서　똑바로　밑으로　矯正한다. 左右後上方의　경우, 直
接手는　足方으로　左右後下方의　경우, 直接手는　頭方으로.

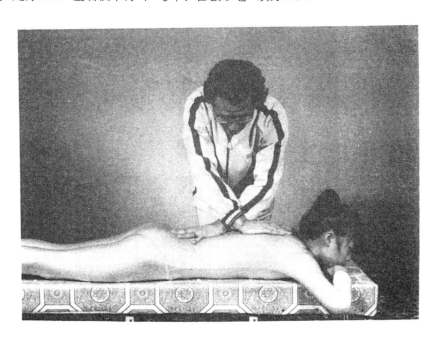

〈 9 〉 흉 추 2 번

영　역 : 심장, 관상동맥

영　향 : 심장기능장애, 흉통

교정법 : 흉추1번과 같은 방법으로 교정한다.

〈 사진설명 〉

피술자가 복와위 자세로 후두골에 깍지를 끼고 팔꿈치는 모은다.

시술자는 변위된 부위에 압을 가하며 동시에 팔꿈치를 누르는 방법.

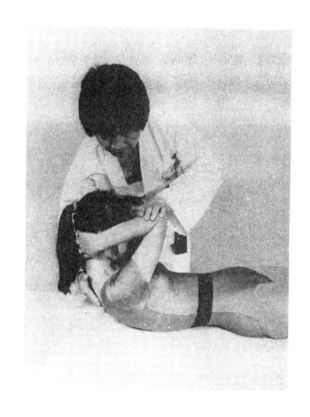

適　應
　　　前方胸椎，特히　胸椎上部
피술자
　　　피술자를 위로 向하도록 눕히고 下記와 같은 세 가지 方法中 1 가지 方法을　擇
　　한다.
1. 양팔을 交叉 : 가슴앞에 팔을 交叉, 施術者와 反對쪽의 팔을 施術者쪽 팔위에 올
　　려서 (圖 1) , 胸椎中部
2. 後頭에서 손가락으로 낀다 : 팔꿈치 (肘) 는　正中線 (圖 4) 에, 胸椎上中部
3. 後頭에서 손가락으로 낀다 : 손가락으로 後頭를 끼며, 팔꿈치는 正中線 (圖 5)
　　에, 胸椎上部
시술자
　　　施術者는 시술대 옆에서고, 頭部를 보고 下記 2 方法中 한가지를 擇한다.
1. 施術者는 피술자의 위로부터 덮어 씌우듯이 足方手와 直方手를 둔다.
2. 施術者는 같은 方向에서 頭方手의 直方手를 둔다.
直接手
　　　前方胸椎 바로 밑部分에 두고 下記 세 가지　方法中 한가지를 擇한다.
1. 平手 : 拇指球와 中手骨頭部間의 손바닥에 棘突起를 둔다.
　　　　　손가락은 外側을 向하게 한다. 細長型의 피술자에 適合하다.
2. 주먹 : 遠位 및 近位指節間 關節과 手根骨間에 棘突起를 位置시킨다.
　　　　　肥滿型에 適合
間接手 : 施術者의　前腕과 손은 피술자의 屈曲된 또는 交叉된 팔위에 位置시킨다.
　　　　　施術者의 가슴은 自身의 前腕 또는 손위에 놓여있다. (그림 3 , 4 , 5)
矯　正 : 피술자의 胸椎를 屈曲시키며, 遊動을 除去하기 위하여 施術者의 体重을 피
　　　　　술자에게 加한다. 이때 施術者의 가슴으로, 直接手를 밀면서 瞬間的으로 体
　　　　　重을 加하여 矯正한다. 피술자의 머리뒤에 손가락을 끼었을 때는 絶對로 体
　　　　　重을 利用해서, 矯正하지 않는다.

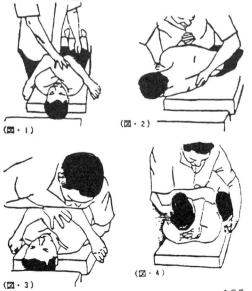

(圖·1)　　　(圖·2)

(圖·3)　　　(圖·4)

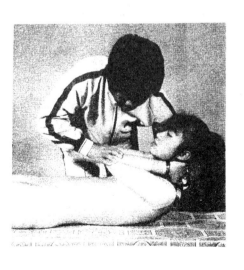

適　應

　　左右後方　胸椎，肥滿，過剩柔軟等，矯正이　어려운　者에　應用.

피술자

　　腹臥位를　取한다.

시술자

　　反對側에　서서，頭方을　向한다.

直接手

　　直接手를　놓고　난　後，頭方手로써　間接手의　손톱에　頭狀接觸

間接手

　　足方手의　拇指로　橫突起에　接觸.　　拇指는　內側을　가리킨다.

矯　正

　　兩手로써，遊動을　除去.　体重을　利用하여　矯正.

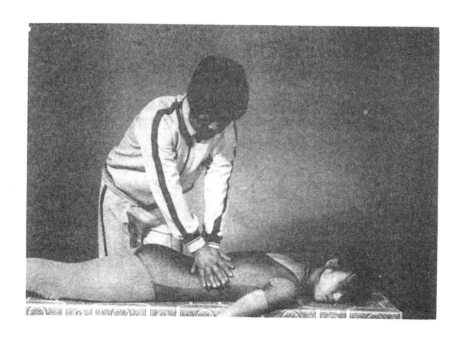

〈**10**〉 **흉 추 3 번**

영 역 : 폐장, 기관지, 늑막, 흉부, 유두

영 향 : 기관지염, 늑막염, 폐장, 충혈, 유행성감기

교정법 : 흉추 2번과 같은 방법으로 교정한다.

〈사진설명〉

  피술자가 앉은 자세로 시술자는 뒤에 서서 변위된 부위에 압을

가하며 피술자의 상체를 틀어서 교정하는 방법。

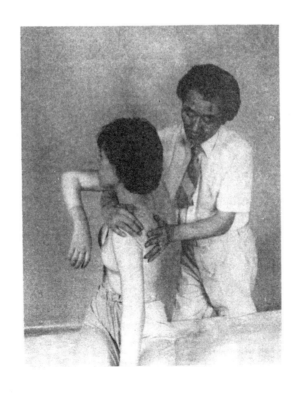

適　應

前方胸椎, 胸椎　一般技法

피술자

兩足을 約25 cm 벌리고 서서, 팔꿈치를 밖으로 펴고 손가락을 목뒤에서 낀다.

시술자

피술자 뒤에 서서, 施術者의 발을 피술자의 벌린 兩足 사이에 位置시킨다.

施術者의 가슴을 변위 바로 밑에 接觸시킨다.

直接手　및　間接手

施術者의 팔은 피술자의 팔밑으로 넣어서, 손으로 피술자의 손목을 잡는다.

矯　正

피술자는 一段 몸을 앞으로 기울면서 힘을 쭉 뺀後 뒤로 기댄다. 施術者의 가 슴으로 피술자를 上後方으로 瞬間的으로 당겨 올리면서 矯正.

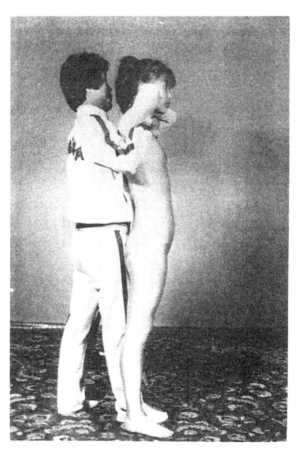

適　應

　　左右後方，後方，後下方，前下方　全胸椎，小兒에　應用

피술자

　　腹臥位를　取함.

시술자

　　시술대 옆에　서서　頭方을　向한다.

直接手

　　橫突起에　拇指接觸，右手의　拇指를　右側橫突起에　位置，손가락은　外側을　向한다.

間接手

　　같은　椎骨의　橫突起에　拇指接觸.

　　左手의　拇指를　左側　橫突起에　位置，손가락은　外側을　向한다.

矯　正

　　矯正方向은　변위의　種類에　따라　決定.

　　팔꿈치와　어깨를　利用하여，瞬間壓迫을　加하여　矯正.

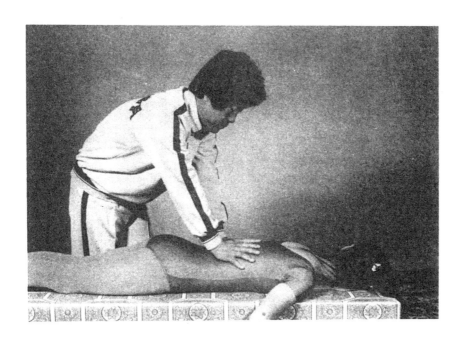

〈11〉 흉 추 4 번

영 역 : 담낭, 총담관

영 향 : 담낭병, 황달, 대상포진

교정법 : 흉추 3 번과 같은 방법으로 교정한다.

〈사진설명〉

피술자를 복와위 상태로 신전시켜 교정하는 방법.

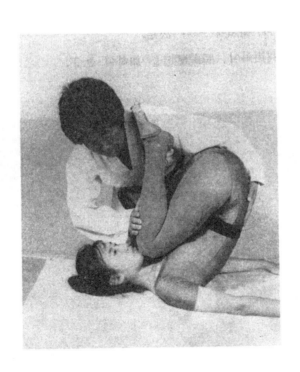

適　應

　　前方胸椎, 胸椎一般技法

피술자

　　坐位를 取하고, 뒤로 施術者에 기대며, 팔꿈치를 밖으로 펴고, 손가락을　목뒤에서 낀다.

시술자

　　피술자뒤에 서서, 한쪽 무릎을 피술자뒤에 시슽대위에 位置시킨다. 大腿를　변위된 위에 接觸시키며, 팔은 피술자의 팔을 通過한다.

直接手　및　間接手

　　胸廓의　後側方 下部를　잡는다.

矯　正

　　矯正은 다음과 같은 連合動作에 의해서 이루어진다.

　　1. 脊椎를 頭方으로 끌어당긴다.

　　2. 脊椎를 施術者의　大腿 위에서　伸張

　　3. 施術者의　팔을 피술자팔 위에서　下方을 민다.

　　4. 施術者의　손으로 피술자의　胸廓을 올린다.

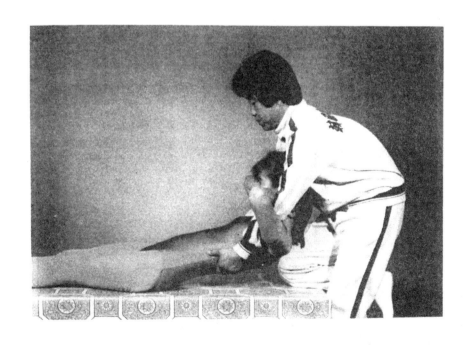

適　應

　　左右後方，後方，後下方，前下方　全胸椎，小兒에　應用

피술자

　　腹臥位를　取함.

시술자

　　시술대　옆에　서서，頭方을　向한다.

直接手

　　橫突起에　拇指接觸，右拇指를　左橫突起에　位置.

　　손가락은　外側을　向한다.

間接手

　　같은　椎骨의　橫突起에　拇指接觸.

　　左拇指를　右橫突起에　位置.

　　손가락은　外側을　向한다.

矯　正

　　矯正方向은　변위의　種類에　따라　決定.

　　어깨와　팔꿈치를　利用하여　瞬間的壓迫을　加하여　矯正한다.

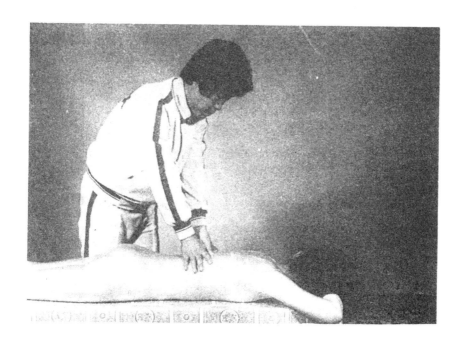

〈12〉 흉 추 5 번

영　역 : 간장, 복강신경총, 혈액

영　향 : 간장병, 발열, 저혈압, 빈혈, 순환계불량, 관절질환

교정법 : 흉추4번과　같은　방법으로　교정한다.

〈사진설명〉

① 피술자가　앉은　자세로　시술자는　뒤에서　무릎을　변위된　부위에
대고　상체를　틀어　교정하는　방법.

(주의 : 초보자는　무릎과　변위된　사이에　방석　등을　댄다.)

② 피술자가　앉은　자세로　시술자가　수장을　변위된　부위에　압을　가
하며　상체를　틀어　교정하는　방법.

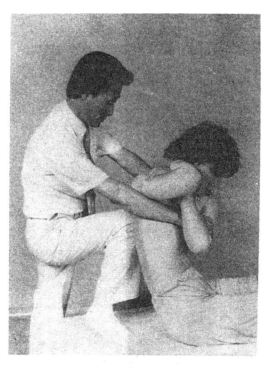 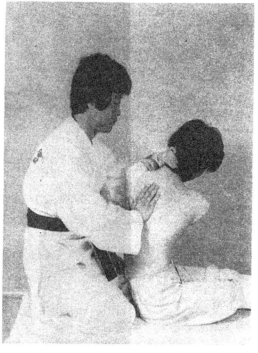

適 應

前方胸椎, 胸椎一般技法

피술자

両足을 約25cm 벌리고 서서, 両팔을 가슴 위에서 交叉

시술자

피술자뒤에 서서, 발을 피술자의 벌린 両足사이에 位置시키고, 施術者의 가슴을 변위 바로 밑에 接觸시킨다.

直接手 및 間接手

피술자의 左腕과 팔꿈치를 右手로 잡는다.

피술자의 右腕과 팔꿈치를 左手로 잡는다.

矯 正

피술자는 一段 몸을 앞으로 기울이면 힘을 뺀後, 뒤로 기댄다. 施術者의 가슴쪽으로, 피술자를 上後方으로, 瞬間的으로 당겨 올리면서 矯正.

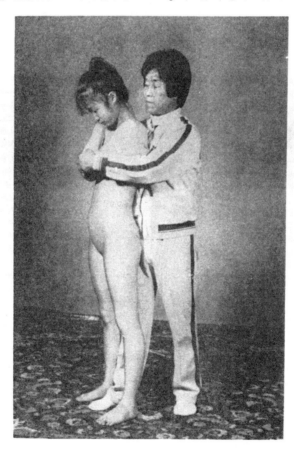

適

前方胸椎, 胸廓壓迫을 加해서는 안될 피술자를 矯正할때.

피술자

壁을 뒤로하고 서서, 前述한 (前方胸椎矯正法에서 말한) 3가지 位置中 하나를 擇한다.

시술자

피술자앞에 서서, 前述한 2가지 位置中 하나를 擇한다.

直接手

타올을 등뒤에 대서 保護하고 前述한 3가지中 하나를 擇한다.

間接手

施術者의 前腕이나 손을 피술자의 屈曲 또는 交差된 팔위에 놓고, 施術者의 体重을 그위에 실는다.

矯　正

피술자의 胸椎를 屈曲. 遊動을 除去하기 위하여, 施術者는 피술자側에 기댄다.
直接手에 對하여, 後方 그리고 若干 上方으로 瞬間的 壓力을 加하여 矯正한다.

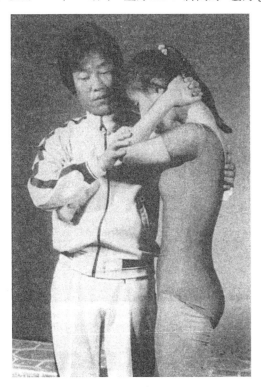

〈13〉 흉 추 6 번

영   역 : 위

영   향 : 위질환(신경성위병), 소화불량, 가슴앓이

교정법 : 흉추5번과 같은 방법으로 교정한다.

〈사진설명〉

　피술자가 앉은 자세로 시술자는 뒤에서 변위된 부위에 압박을 가하며 동시에 흉추를 신전시켜 교정하는 방법.

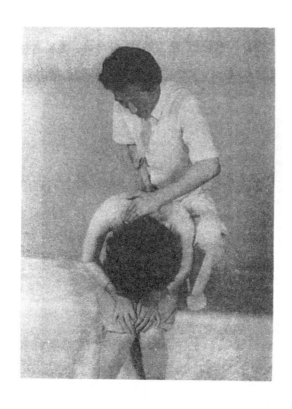

適　應

　　前方胸椎，胸椎一般技法

피술자

　　坐位를 取하고, 시술대의 足方을 向한다.

　　머리, 목등을 直立시키고, 손가락을 목 뒤에서 낀다. 팔꿈치를 밖으로 편다.

시술자

　　피술자 뒤에 서서, 한쪽 발을 피술자뒤 시술대 위에 位置시킨다. 施術者의 팔
은 피술자의 팔 밑으로 通過하여, 손으로 피술자의 손목을 잡는다.

直接手

　　施術者의 무릎을 변위 바로 밑에 接觸, 接觸間에 타올이나 베게를 댄다.

間接手

　　施術者의 손은 피술자 손목위에 位置.

矯　正

　　무릎을 若干 前方으로 낸다. 무릎 接觸위에서 脊椎가 伸張되도록 피술자의 팔
을 上方 外側으로 瞬間的으로 밀어 올린다.

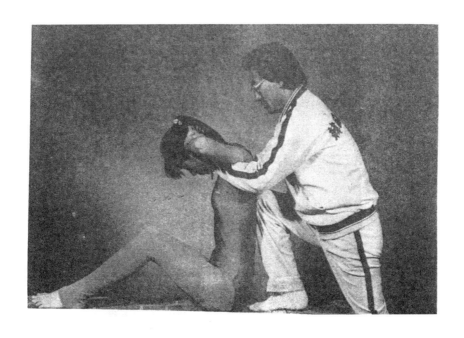

適　應

　　前方胸椎, 胸椎　一般技法

피술자

　　兩足을　約 25 cm 벌리고 서서, 兩팔꿈치를 正中線에서 接觸, 兩手는 턱밑에 位置

시술자

　　피술자 뒤에 서서, 발을 피술자의 벌린 兩足사이에 位置시키고, 施術者의 가슴

　을 변위 바로 밑에 接觸시킨다.

直接手　및　間接手

　　피술자의 兩팔꿈치를 兩손으로 붙잡는다.

矯　正

　　피술자는 一段 몸을 앞으로 기울면서 힘을 뺀後, 뒤로 기댄다. 施術者의　가슴

　쪽으로, 피술자를 上後方으로 瞬間的으로 당겨 올리면서 矯正.

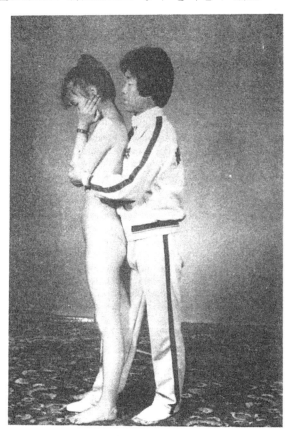

〈14〉 흉 추 7 번

영　역 : 취장, 십이지장

영　향 : 당뇨병, 궤양, 위염

교정법 : 흉추 6 번과 같은 방법으로 교정한다.

〈사진설명〉

① 피술자가 복와위 상태로 변위된 곳에 압을 가하는 방법

② 피술자가 앉은 자세로 시술자는 뒤에서 무릎으로 변위된 곳을
　　압하는 방법

　（주의 : 1) 무릎을 사용할 때는 압력에 무리를 가하지 말것.

　　　　　2) 피술자는 반드시 후두골에 손깍지를 껴야한다.）

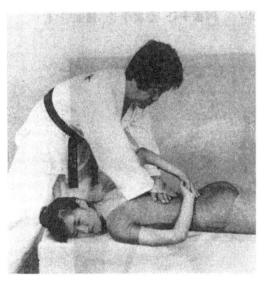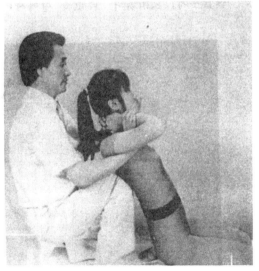

適　應

　　左右後方, 左右下方　全胸椎

피술자

　　腹臥位를　取함.

시술자

　　反對側에　서서, 頭方을　向한다.

　　反對側에　서서, 足方을　向한다.

直接手

　　頭方手의　頭狀骨로써, 橫突起위에　接觸

間接手

　　足方手의　拇指와　示指사이로　直接手의　손목에　接觸, 小指는　直接手의　拇指와　示
指사이, 示指, 中指, 環指는　直接手의　손등위에　비스듬히　位置한다.

矯　正

　　直接手에, 施術者의　体重을　걸어서　矯正.　　間接手는　直接手를　補强한다.

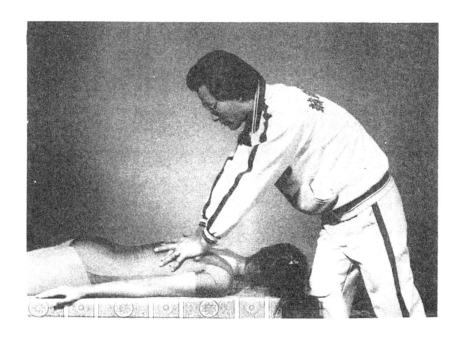

適　應

　　前方胸椎, 胸椎一般技法

피술자

　　兩足을 約 25 cm 벌리고 서서, 脊椎의 兩側에 주먹을 位置시키고, 指骨은 正中

線에서 接觸.

시술자

　　피술자 뒤에 서서, 발을 피술자의 벌린 兩足사이에 位置시키고, 피술자의 주먹

에 몸을 接觸

直接手 및 間接手

　　施術者의 팔은 피술자의 팔을 通過하여, 피술자의 가슴下部에서 손가락을 낀다.

矯　正

　　피술자는 一段 몸을 앞으로 기울면서 힘을 뺀後, 뒤로 기댄다. 시술자의 　가슴

쪽으로, 피술자를 上後方으로 瞬間的으로 당겨 올리면서 矯正.

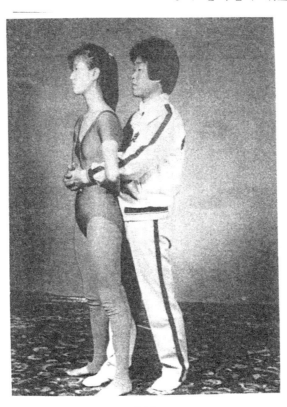

〈15〉 흉 추 8 번

영   역 : 비장, 횡경막

영   향 : 딸국질, 백혈병

교정법 : 흉추 7 번과 같은 방법으로 교정한다.

〈 사진설명 〉

139 페이지 사진②번과 동일하나 피술자의 팔을 교차하여 손목을 잡고

당기는 것만 다르다.

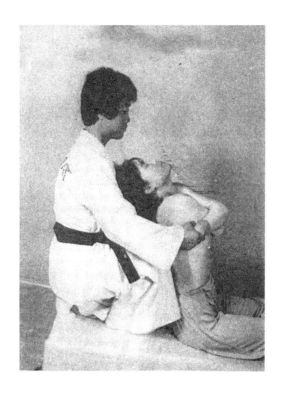

適 應

　　左右後方, 後方, 左右下方, 下方, 前下方, 後下方　全胸椎

피술자

　　腹臥位를　取함.

시술자

　　피술자 옆에 서서　頭方을　向한다. 변위의　反對側에 선다.

直接手

　　左手의　頭狀骨로　右側橫突起를　接觸.

間接手

　　右手의　頭狀骨로　左側橫突起를　接觸.　먼저　直接手를　놓고, 다음에　間接手를　直
接手의　손목　後下方으로부터　밀어　넣는다.

矯　正

　　兩팔에　施術者의　体重을　걸어　矯正한다.　矯正方向과　힘의　强度는　변위의　種類
에　따라　달라진다.

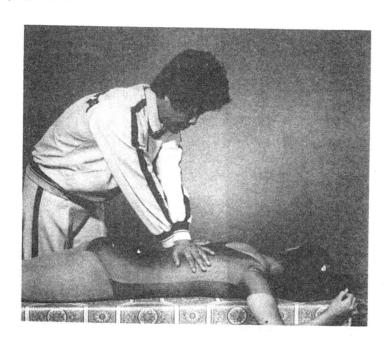

適　應

　　　前方胸椎, 胸椎一般技法

피술자

　　　兩足을 約25 cm 벌리고 서서, 손가락을 施術者 손가락 위에서 끼고, 팔꿈치는
될 수 있는 限 正中線으로 가져온다.

시술자

　　　피술자 뒤에 서서, 발을 피술자의 벌린 兩足사이에 位置시키고, 施術者의 가슴
을 변부 바로 밑에 接觸.

直接手　및　間接手

　　　施術者의 팔은 피술자의 팔 밑을 通過하여 피술자의 목위에서 손가락을 낀다.
피술자의 손가락은 施術者의 손가락 위에서 낀다.

矯　正

　　　피술자는 一段 몸을 앞으로 기울면서 힘을 뺀後, 뒤로 기댄다. 피술자의　팔꿈
치는 될 수 있는 限 正中線으로 가져온다. 머리와 목은 遊動이 除去될 때까지 施
術者쪽으로 伸張한다. 施術者의　가슴쪽으로 피술자를 上後方으로 瞬間的으로　당
겨 올리면서 矯正.

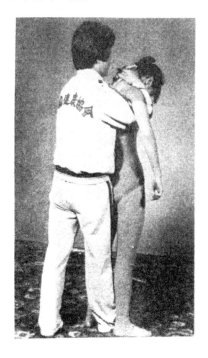 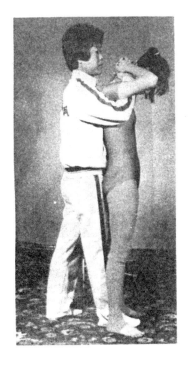

〈16〉 흉추 9 번

영   역 : 부신, 신상체

영   향 : 알레루기, 담마진

교정법 : 흉추 8 번과 같은 방법으로 교정한다.

〈 사진설명 〉

피술자가 앉은 자세로 시술자는 무릎을 이용하여 교정하는 방법.

(주의 : 시술자는 경추에 압을 가해서는 안된다.)

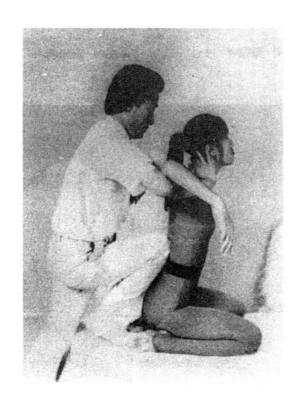

適　應

　　左右後方, 後方, 後下方, 前下方 全胸椎

피술자

　　腹臥位를　取한다.

시술자

　　피술자 옆에 서서, 頭方을 向한다. 前下方의 경우, 足方을 向해 시술대 頭部에 位置한다.

直接手

　　右側橫突起에 右拇指球接觸 (前下方除外).

間接手

　　左側橫突起에 左拇指球接觸.　兩쪽 第1中指骨은 正中線에서 接觸.

矯　正

　　矯正方向은 변위 種類에 따라 決定.　兩手에 施術者의 体重을 걸어서 矯正한다.

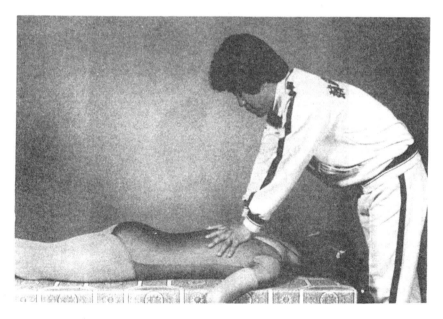

〈17〉 흉 추 10 번

영   역 : 신장

영   향 : 신장병, 동맥경화, 신염, 만성피로, 신우염

교정법 : 흉추 9번과 같은 방법으로 교정한다.

〈사진설명〉

피술자가 앉은 자세에서 시술자는 피술자의 양 어깨를 잡고 틀면서

교정하는 방법.

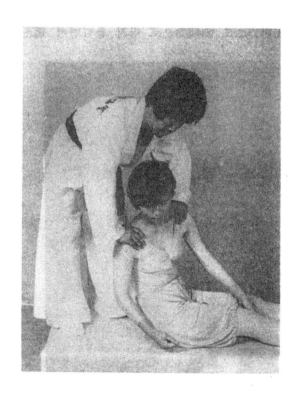

適　應

　前方胸椎, 胸椎　一般技法

피술자

　兩足을 約25 cm 벌리고 서서, 兩팔꿈치를 正中線에서 接觸시키고, 손가락을 목
뒤에서 낀다.

시술자

　피술자 뒤에 서서, 발을 피술자의 벌린 兩足사이에 位置시킨다. 施術者의 가슴
을 변위 바로 밑에 接觸시킨다.

直接手와　間接手

　피술자의 兩팔꿈치를 兩손으로 붙잡는다.

矯　正

　피술자는 一段 몸을 앞으로 기울면서 힘을 뺀 後, 뒤로 기댄다. 施術者의 가슴
쪽으로, 피술자를 上後方으로 瞬間的으로 당겨 올리면서 矯正.

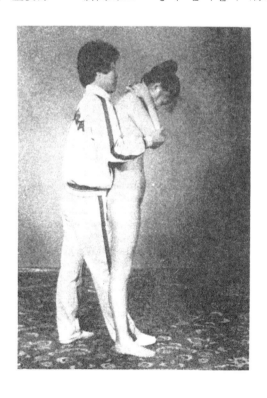

適　應

　　左右後方, 胸椎下部, 全胸椎

피술자

　　시술대 끝에 앉아 上体를 直立하고, 무릎으로 시술대를 固定하고, 팔을 交差하며 손은 反對側 어깨를 잡는다. 同位側 팔을 위에 位置시킨다.

시술자

　　피술자 뒤에 서서, 施術者의 反對側 팔을 피술자 어깨에 이르게 하고, 施術者의 同位側 팔의 팔꿈치를 鼠經部에 놓고 安定시킨다.

直接手

　　同位側의 손으로 橫突起 또는 乳頭突起에 手根接觸. 손가락은 外側을 가리킨다.

間接手

　　反對側의 손으로 同位側의 어깨위에 있는 손에 位置. 施術者의 前腕은 交差한 피술자의 上腕의 위에 位置시킨다.

矯　正

　　遊動이 除去될 때까지 胴体를 回轉시키며, 同時에 間接手로 回轉을 繼續시켜 体重을 利用하여 直接手를 前方으로 밀며 矯正.

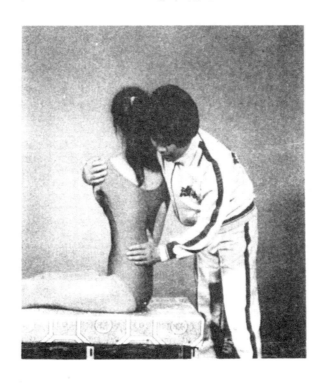

〈18〉 흉 추 11 번

영 역 : 신장, 요관

영 향 : 피부병 (여드름, 습진, 자가중독, 피부발진)

교정법 : 흉추 10 번과 같은 방법으로 교정한다.

〈사진설명〉

 피술자가 앉은 자세로 시술자가 무릎을 이용하여 교정하는 방법.

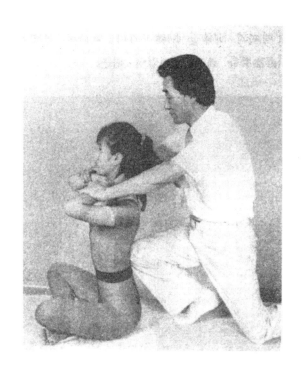

適　應

　　左右後方，後方，後下方，前下方　全胸椎

피술자

　　腹臥位를　取함.

시술대

　　시술대 옆에 서서, 頭方을 向한다. 팔꿈치를 굽히고, 兩前腕은 서로 平行히 그
리고 가깝게 하며, 正中線으로 부터　等距離를 維持하며, 患者의 몸에　接近한다.

　　前下方의 경우에는, 施術者는 足方을 向해서 시술대의 頭部에 선다.

直接手

　　橫突起에　頭狀骨과　中手骨接觸.　　右手는　右橫突起에, 小指　脊椎와　平行히, 다른
손가락은 딴손의 손가락과 낀다.

間接手

　　左手를　使用하는　以外는　直接手와　같다.

矯　正

　　矯正方向은 변위의　種類에 따라　決定.　　体重을　利用해서 뿐만 아니라, 팔과 팔
꿈치　動作을　使用하여　下方과　斜頭方으로 밀어　矯正한다.

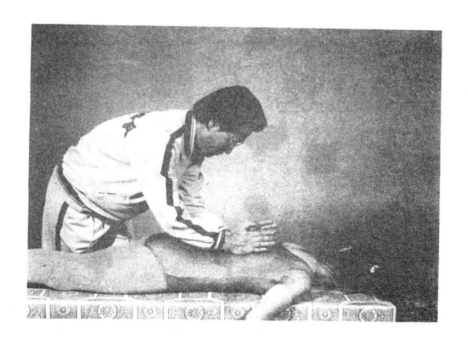

適　應

　　左右後方, 胸椎下部, 腰椎

피술자

　　坐位를 取하고 ,무릎으로 시술대를 固定하며 손가락을 목뒤에서 서로끼고, 팔꿈치
는 前方으로 한다.

시술자

　　피술자 뒤에 서서, 同位側의 팔꿈치를 鼠經部에 놓고 安定시킨다.

直接手

　　乳頭突起 또는 橫突起위에 頭狀骨 또는 手根接觸.

間接手

　　施術者의 反對側 팔을 피술자의 反對側 팔 밑으로 通해서, 피술자의 同位側　팔
(어깨와 팔꿈치의 中間)의 前方을 잡는다.

矯　正

　　피술자의 胴体를 遊動이 除去될 때까지 回轉시킨다. 体重을 利用하여 直接手로써
瞬間的으로 밀어 矯正한다. 보다 効果的으로 矯正하기 위하여 피술자의 胴体를 回
轉시키면서, 同位側(그림 5 , 6) 또는 反對側(그림 3 , 4)으로 側方　屈曲시킬
수도 있다.

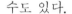

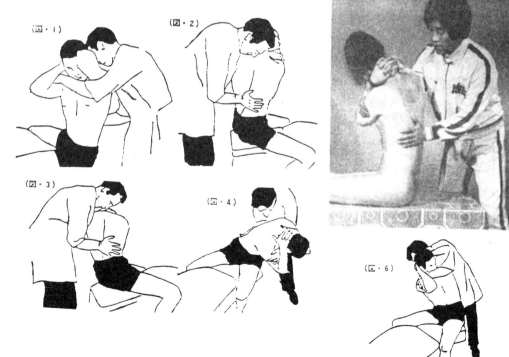

(図・1)　　　(図・2)

(図・3)　　　(図・4)

(図・6)

<19> 흉 추 12 번

영 역 : 소장, 윤난관, 임파순환

영 향 : 류―마치스, 깨스통, 불임증

교정법 : 흉추 11 번과 같은 방법으로 교정한다.

　　　　흉추교정은 대부분 압박 혹은 신장으로 한다.

〈사진설명〉

　　피술자가 복와위 자세로, 시술자는 팔 걸어 압박을 가하는 방법.

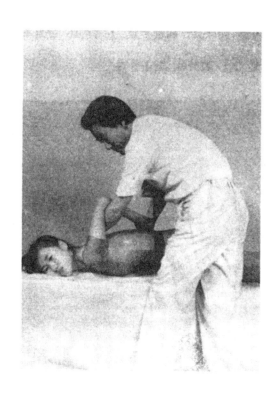

適 應

左右後方, 胸椎下部 및 全胸椎

피술자

腹臥位를 取함.

시술자

시술대의 反對側에 서서, 피술자와 直角으로 對面한다.

直接手

橫突起나 乳頭突起에 頭方手의 頭狀骨接觸. 손가락은 外側을 向한다.

間接手

足方手는, 上前腸骨棘의 前端에 指頭接觸.

矯 正

直接手로 下方壓力을 加하고, 間接手로 上方으로 당겨서 遊動을 除去한다.

直接手로써, 瞬間的壓力을 加하여 矯正한다.

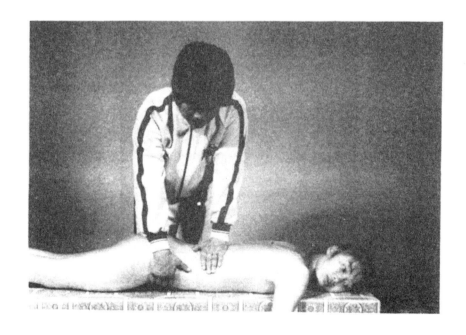

適　應

　　左右後方，胸椎下部，全胸椎

피술자

　　변위를 위로 側臥位를 取한다. 下位에 있는 어깨를 前方으로 내고, 손을　머리
밑에　位置.　上位에 있는 어깨를 後方으로 두고, 前腕을 胸廓側方에　位置. 下位에
있는 大腿와 下腿는 直線으로 펴고，　上位에 있는 다리는 무릎을 屈曲하여 下位에 있
는 다리의 오금자리에 걸친다.

시술자

　　反對側에 서서 피술자와 直角으로 對面한다. 足方의 다리를 올려서, 大腿와 大
腿 또는 무릎과 무릎을 接觸시킨다.

直接手

　　足方手의 頭狀骨로 橫突起 또는 乳頭突起에 接觸.　　손가락은 脊椎와 平行하게
位置시키며, 脊椎를 橫斷하지 않도록 한다.

間接手

　　頭方手의 手掌으로 어깨의 前上部를 接觸.

矯　正

　　直接手, 間接手, 大腿 等으로 胴体의 遊動을 除去.　　間接手는 固定만 시킨다.
直接手로 橫突起 또는 棘突起를 똑바로 前方으로 밀어 矯正한다. 直接手는 변위
의 種類에 따라 미는 方向을 上下로 變化한다.

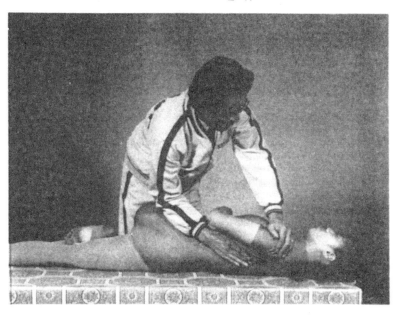

-155-

〈20〉 요추 1번

영 역 : 대장 , 결장

영 향 : 변비 , 대장염 , 이질 , 설사 , 탈장

교정법 : 피술자는 변위된 부위가 위로 오도록 측와위 자세로서 머리는 등쪽으로 돌린다.

밑에 있는 다리는 쭉 펴고 위에 있는 다리는 90°굽히며 족관절 부위를 밑에 있는 다리 슬관절 위에 놓는다. 시술자의 한손 (간접수) 은 견갑골을 고정시키고 다른 한손 (직접수) 은 변위된 부분을 밀면서 전완으로 장골 부위를 눌러서 교정한다. (이 교정법은 전 요추교정의 기본이나 다른 방법을 응용할 수 있다)

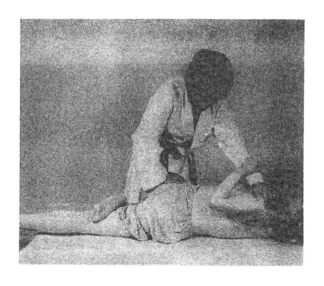

〈사진설명 〉
교정법과
동일한 방법임.

適　應

　　左右後方胸椎下部 , 全腰椎

피술자

　　시술대 末端에 앉아 등과 목과 머리를 直立하며, 무릎으로 시술대를 固定한다.
同位側의 팔은 다른쪽 팔 밑으로 해서 施術者에 이른다. 反對側 팔은, 다른팔
위로 交差시켜 同位側 어깨의 前上에 位置한다.

시술자

　　피술자의 뒤에 서서, 앞으로 구부린 姿勢를 取한다.

直接手

　　同位側의 손으로 橫突起 또는 乳頭突起에 手根接觸 손가락은 外側을 가리킨다.

間接手

　　反對側의 손으로, 피술자의 同位側의 손목위를 잡는다.

矯　正

　　遊動이 除去될 때까지 胴體를 回轉시킨다. 同時에 施術者는 間接手로써 손목
을 뒤로 당기며, 直接手로써 前方으로 밀면서 矯正.

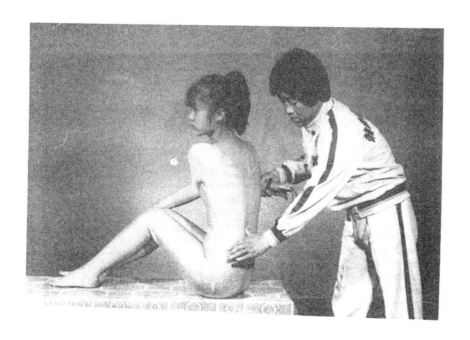

適　應
　　左右後方腰椎，左右前方骨盤（변위는 밑으로），腰椎一般技法
피술자
　　변위를 위로 側臥位를 取하고, 下位에 있는 어깨를 前方으로 손을 머리밑에 놓
고 上位의 어깨를 後方으로 前腕은 胸廓側方에 놓고, 또한 下位에 있는 大腿와 大
腿는 똑바로 펴고, 上位의 大腿와 下腿는 屈曲시켜 施術者의 足方의 大腿部에 足
關節의 前面을 接觸한다.
시술자
　　反對側에 서서, 若干 頭方을 向한다. 兩足은 마루에 位置하며, 足方의 大腿로
써 피술자의 발목을 시술대에 固定시킨다.
置接手
　　足方手는 屈曲된 다리의 오금자리에 接觸.
間接手
　　頭方手는 上部 어깨의 前方에 手掌 接觸.
矯　正
　　兩手로써 遊動을 除去. 間接手는 固定만 한다. 피술자의 무릎을 보다 頭方으
로 位置하느냐 또는 보다 足方으로 位置하느냐에 따라서 腰椎의 矯正部位가 決定
된다. 直接手로써 마루方向으로 똑바로 밀면서 矯正.

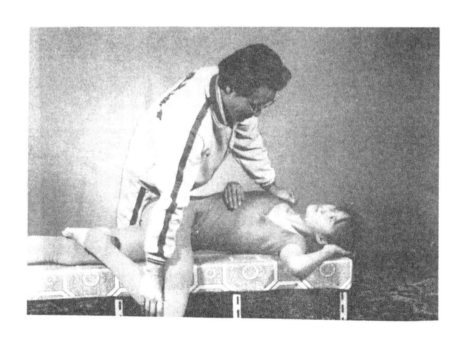

適 應

左右前方骨盤，左右後方腰椎

피술자

側臥位를 取하고, 左右前方骨盤의 경우 변위를 밑으로 하고, 左右後方腰椎의 경우에는 변위를 위로 오게 한다. 下位에 있는 어깨는 前方으로 내고, 손은 머리밑에 位置. 上位에 있는 어깨는 後方으로 두고, 前腕은 胸廓側方에 位置. 下位에 있는 大腿와 下腿는 똑바로 펴고, 上位의 다리의 무릎을 屈曲하여 下位에 있는 다리의 오금자리에 걸친다.

시술자

시술대 옆에 서서, 若干 頭方을 向한다. 足方의 다리를 올려서, 大腿와 大腿, 무릎과 무릎을 接觸시킨다.

直接手

足方手는 下部腸骨의 前方과 上前腸骨棘에 第2∼5指의 指頭接觸. 直接手는 피술자와 시술대사이에 位置. 前腕은 上部腸骨의 上後腸骨棘과 後方仙椎를 橫斷하여 位置한다.

間接手

頭方手는 어깨의 前上部에 手掌接觸.

矯 正

遊動을 除去 間接手로 固定, 直接手로 骨盤을 施術者 쪽으로 回轉하면서, 同時에 施術者의 大腿와 무릎으로, 밑으로 밀어서 矯正.

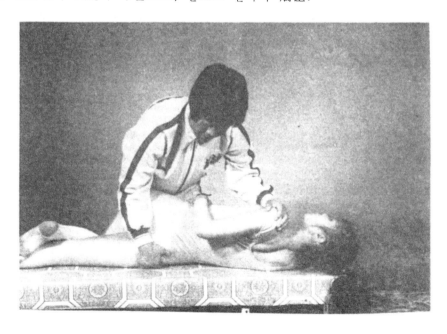

〈21〉 요추 2 번

영　역 : 충수 , 하복부 , 대퇴부 , 맹장

영　향 : 충수염 , 경련 , 정맥류 , 호흡곤란 , 산성증

교정법 : 요추 1 번과 동일하나 위에 있는 다리만 15˝ (75˝)정도 더 편　상태에서
　　　　교정한다.

〈 사진설명 〉

　① 교정법 적용

　② 관골을 들어 올리며 요추 횡돌기를 눌러 교정하는 방법

　　(주의 : 순간 압을 가하지 말것)

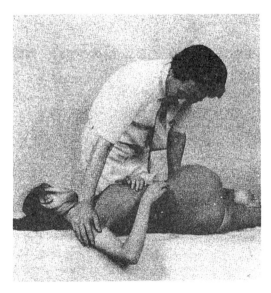 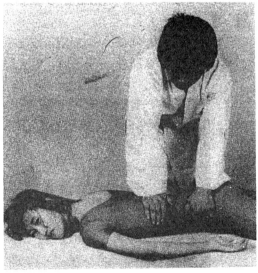

適　應

　　左右後方，胸椎下部，全腰椎

피술자

　　변위를 위로 側臥位를 取한다.

　下位에 있는 어깨를 前方으로 내고, 손을 머리 밑에 位置. 上位에 있는　어깨를
後方으로 두고, 前腕을 胸廓側方에 位置.　下位에 있는 大腿와 下腿는　直線으로
펴고, 上位에 있는 다리는 무릎을 屈曲하여, 下位에 있는 다리의 오금자리에　걸
친다.

시술자

　　反對側에 서서 피술자 直角으로 對面한다.　足方의 다리를 올려서, 大腿와　大
腿 또는 무릎과 무릎을 接觸시킨다.

直接手

　　足方手의 示指로 棘突起 위에 指頭接觸

間接手

　　頭方手의 手掌으로, 어깨의 前上部를 接觸.

矯　正

　　直接手, 間接手, 무릎等으로 胴體의 遊動을 除去. 間接手는 固定만 시킨다.　直
接手로 재빨리 施術者 쪽으로 당기면서, 同時에 무릎으로 下方으로 밀어　矯正한
다.

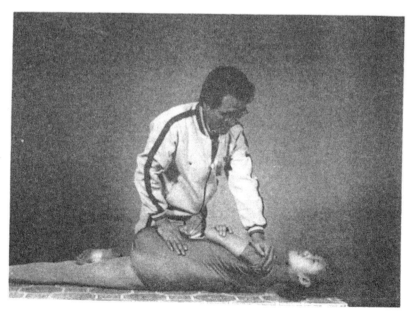

適　應

　　左右後方　腰椎

피술자

　　腹臥位를　取한다.

시술자

　　反對側에　서서　피술자와　直角으로　對面한다.

直接手

　　頭方手（第4，5腰椎　除外）로써　乳頭突起에　豆狀骨　接觸.

間接手

　　足方手로　손목을　잡고，直接手에　豆狀骨　接觸.　兩　팔꿈치는　피술자의　　中心從線에　平行하고，胸骨頭上線은　바로　손위에　位置한다.

矯　正

　　遊動을　除去한다.　體重과　어깨，팔꿈치를　利用하여　反動으로　矯正한다.　　矯正後　接觸點에서　재빨리　손을　떼어야　한다.

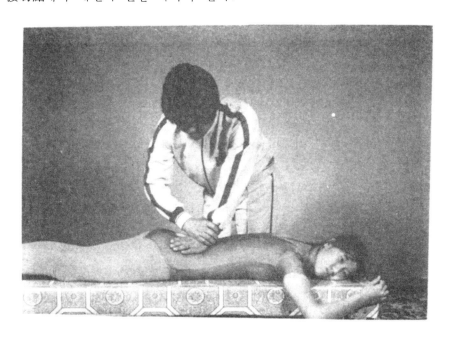

適　應

　　脊柱運動，腰椎의　瞬間的　牽引

피술자

　　仰臥位를　取하고，兩腕을　90度　前方으로　伸張

시술자

　　시술대의　頭部에　서서　足方을　向한다.

直接手

　　右手로　피술자의　오른손목을　잡는다.

間接手

　　左手로　피술자의　왼손목을　잡는다.

矯　正

　　뒤로　기울면서，팔，어깨，背柱의　遊動을　除去.

　　直接手와　間接手를　번갈아　당기면서　遊動을　除去.

　　피술자의　몸을　左右로　굴리면서　피술자가　힘을　빼게한다. 피술자가　完全히　弛

緩하면　直接手와　間接手를　같은　强度로　재빨리　頭方으로　당겨　矯正.

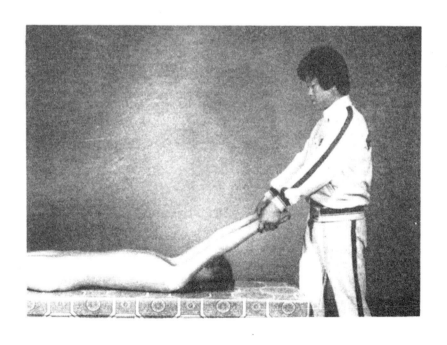

〈22〉요 추 3 번

　영　　역 : 성기 , 난소 , 고환 , 자궁 , 방광 , 무릎

　영　　향 : 방광질환 , 월경장애 , 유산 , 야뇨증 , 임포텐스 , 슬통

교정법 : 요추 2 번과 동일하나 위에 있는 다리만 요추 2 번보다 15°(60°) 정도

　　　　 상태로 교정한다.

〈 사진설명 〉

　　양수 교차하여 압을 가해 교정하는 방법

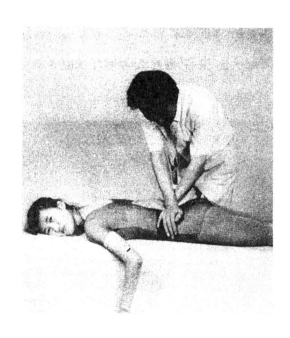

適　應

　　左右後方，胸椎下部，全腰椎

피술자

　　腹臥位를 取한다.

시술자

　　反對側에 서서, 팔을 똑바로 維持한다.

直接手

　　頭方手로 橫突起 또는 乳頭突起에 豆狀骨 接觸. 손가락은 外側을 가리킨다.

間接手

　　足方手로 무릎周圍를 잡는다. 손가락으로 무릎關節을 固定하고, 第4指와 5指
사이에 膝 蓋骨尖端을 位置시킨다.

矯　正

　　大腿를 若干 內旋시켜 伸張한다. 下腿를 똑바로 伸張하여 遊動을 除去한다.
直接手로 똑바로 밑으로 밀어 矯正한다.

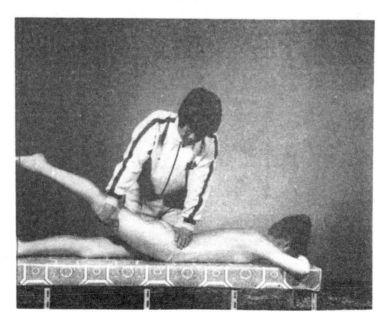

適　應

　　腰椎의　筋肉을　弛緩시킨다.

피술자

　　仰臥位를　取하고,　손을　머리밑에　位置한다.

시술자

　　시술대　옆에　서서,　頭方을　向한다.

直接手　및　間接手

　　피술자의　腰椎部分　밑을　通過한　타올의　先端을　쥔다.

矯　正

　　타올의　兩先端을　번갈아　잡아　당긴다.　腰部의　筋肉은　左右로　부드럽게　당겨

진다.

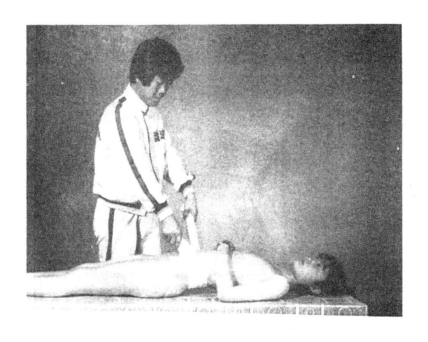

前方仙骨 ，腰椎轉位 ，腰椎過剰前彎

피술자

仰臥位를 取하고 ，兩무릎을 屈曲한다 ． 兩무릎을 約 10 cm 벌린다 ． 손은 머리 뒤에 位置．

시술자

시술대 옆에 서서 ，피술자와 直角으로 對面한다．

直接手

足方手는 仙骨下半部 '밑에 第 3 및 4 指로써 指頭接觸 ． 前腕은 兩足 사이에 位置．

間接手

頭方手는 反對側의 무릎에 手掌接觸 ． 前腕은 同位側의 무릎에 接觸 ． 施術者의 배와 가슴은 前腕과 손위에 位置．

矯 正

遊動을 除去하기 위하여 ，仙骨의 움직임이 없어질 때까지 施術者의 몸을 낮춘 다 ． 同時에 間接手 위에 體重을 걸고 ，直接手는 仙骨을 위로 당긴다 ． 피 술자가 가날픈 體格이면 兩무릎을 充分히 넓게 벌려서 胸廓兩側에 位置시킨다．

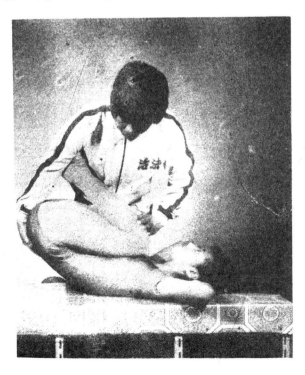

〈**23**〉 요 추 **4** 번

영　　역 : 전립선 , 요근 , 좌골신경

영　　향 : 좌골신경통 , 요통 , 배뇨곤란 , 배통 , 방광질환

교정법 : 요추 3 번과 동일하나 위에 있는 다리만 15°(45°) 정도 더 편 상태로 교

정한다.

〈사진설명〉

교정법과 동일한 방법임.

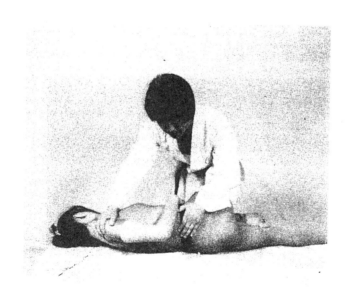

適　應

　　腰椎，轉位，椎間關節症，椎間板變性症

피술자

　　坐位를 取하며, 등을 直立하고 무릎으로 시술대를 固定시킨다.

시술자

　　피술자 뒤에 서서, 허리를 낮추어, 施術者의 배를 피술자 손에 接觸.

直接手

　　施術者는 問題의 推骨 棘突起下, 第5 腰椎와 第1仙椎間 또는 棘突起間에 피술자의 第3指 指骨中手關節의 後部에 位置시킨다. 피술자의 손은 그 손가락이 外側으로 向하도록 똑바로 維持시킨다. 다음으로 施術者는 피술자의 다른손을 最初의 손위에 놓는다.

間接手

　　施術者의 팔은 피술자의 팔을 通過, 前部 胸廓上部에서 손을 잡는다. 施術者의 前腕으로 피술자의 胸廓側方部를 固定한다.

矯　正

　　胸廓을 누르고 피술자를 뒤로 若干 기대게 하여 遊動을 除去. 施術者의 腹部 接觸으로 피술자의 손을 強하게 누른다. 施術者는 피술자를 上方으로 들어 올리면서 瞬間的으로 矯正. 피술자의 손은 第5腰椎를 올리는 지랫대作用을 한다. 女性의 경우 間接手는 前部 關節을 잡는다.

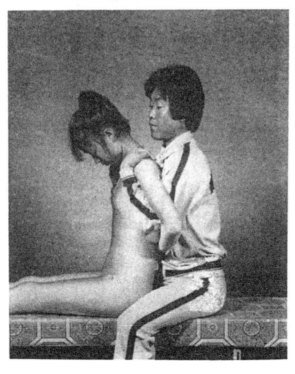

腰椎轉位 , 後方骨盤轉位

피술자

腹臥位를 取하고 , 시술대끝에 허리를 걸친다.　무릎을 屈曲하여 , 足指를 마루위에 세운다.

시술자

同位側에 서서 , 피술자와 直角으로 對面한다.　足方의 무릎은 피술자의　同側의 膝窩에　位置.

直接手

頭方手는　仙骨底에 , 手根骨　또는　豆狀骨接觸.

間接手

足方手는 피술자의　內側의　발목을 잡는다.

矯　正

間接手로써　若干　들어올리고 , 中間接觸의　무릎을 밑으로 밀면서　矯正. 直接手로 仙骨底를　前方으로　밀면서　矯正.

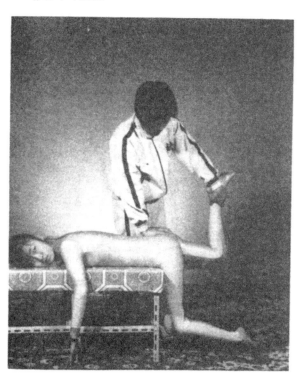

〈**24**〉요 추 5 번

영 역 : 하퇴부 , 발목 , 족 , 족저 (족저중앙부)

영 향 : 하지약화 , 하지순환불량 , 과부 , 팽장약화 , 족냉증

교정법 : 요추 4 번과 동일하나 위에 있는 다리만 요추 4 번보다 15°(45°)정도 편

상태로 교정한다.

〈 사진설명 〉

피술자가 복와위 상태로 시술자는 피술자의 두 다리를 바로 들어 올리며 변

위된 부위에 압을 가하는 방법.

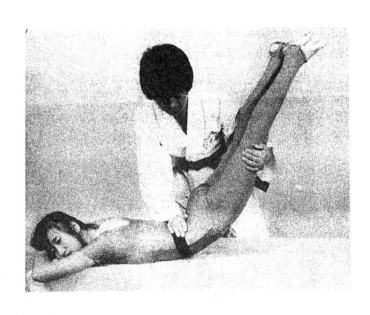

適 應

左右前方骨盤 , 左右後方腰椎

피술자

左右前方骨盤의 경우, 피술자는 변위를 밑으로 側臥位를 取한다. 左右後方腰椎 의 경우, 피술자는 변위를 위로 側臥位를 取한다.

下位에 있는 어깨를 前方으로, 손은 머리밑에 놓고, 上位에 있는 어깨를 後方으로 前腕은 胸廓側方에 두며, 兩大腿와 兩下腿는 屈曲, 骨盤은 시술대의 가장자리에 位置시킨다.

시술자

시술대 옆에 서서, 足方을 向한다. 頭方의 무릎을 피술자의 윗무릎에 位置시킨다.

直接手

足方手로써 兩발목을 받친다.

間接手

頭方手로 上部 어깨의 前方에 手掌 接觸.

팔은 通常 똑바로 편다.

矯 正

몸과 下肢의 遊動을 除去.

關接手는 固定만을 施術者의 무릎으로 똑바로 밑으로 밀어서 矯正한다. 直接手는 固定을 또는 同時에 約 3 ~ 5 cm 위로 올린다.

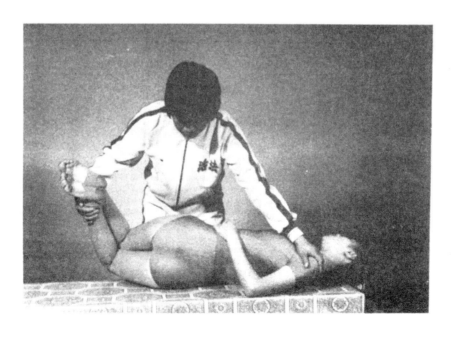

〈25〉선   추

영   역 : 좌골 , 둔부

영   향 : 선장관절질환 , 척추만곡

교정법 : 변위된 부위에 지속적으로 압을 가해서 교정한다.

〈 사진설명 〉

① 피술자가 앙와위 자세로 시술자의 어깨에 한쪽 발을 걸고 시술자는 체중을 이용해서 교정하는 방법.

② 피술자가 앙와위 자세로 무릎을 모아서 굽히고 시술자는 족방을 향해 양무릎에 체중을 이용하여 교정하는 방법.

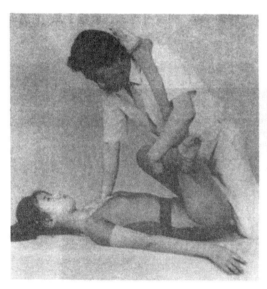 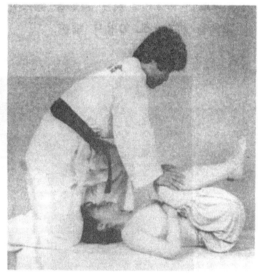

適　應

　　左右後方 寬骨

피술자

　　後方寬骨을 위로 하여 側臥位를 取한다.　下位의 팔은 上位의 겨드랑 밑을 通
하여, 손과 손목은 몸後方으로 位置하며, 上位의 팔은 가슴을 橫斷하여,　下位의
팔위에 位置시킨다.　下位의 大腿와 下腿는 똑바로 펴고, 上位의 大腿와　下腿는
똑바로 시술대의 前方으로 편다.　이때 발은 마루에 若干 接觸.　骨盤은 垂直 또
는 上部가 若干 前方으로 기운다.

시술자

　　피술자 뒤에 서서, 피술자와 直角으로 對面한다.

直接手

　　足方手는 上後腸骨棘과 後方腸骨稜 內方에 手根接觸.

　　손가락은 大腿方向을 가리킨다.

間接手

　　頭方手로 피술자의 손목 위를 잡고 後方으로 당긴다.

矯　正

　　位置를 바꾸어, 몸의 遊動을 除去한다.　間接手로 固定시키고, 直接手로 上部의
腸骨을 前方으로 밀면서 矯正.

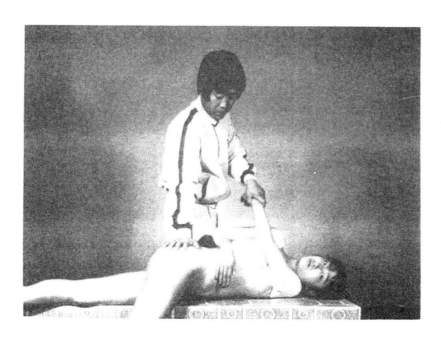

피술자는 下位의 무릎을 시술대 위에서 屈曲시켜, 上位의 손으로 그 무릎을 잡고 가슴쪽으로 당긴다. 이밖에는 前述한 矯正法과 同一하다. 矯正時, 腰椎와 腰仙關節을 固定시키고 싶을때는 이 矯正法을 使用하며, 脊柱에 柔軟性이 必要할 경우에는 前述한 矯正法을 使用한다.

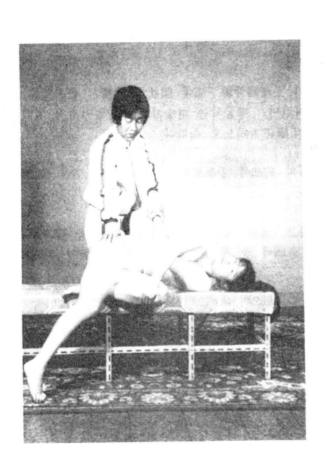

適　應

　　左右後方　寬骨

피술자

　　변위를 위로 側臥位를 取한다.　下位에 있는 어깨를 前方으로 내고, 손은 머리
밑에 位置.　上位에 있는 어깨는 後方으로 두고, 前腕은 胸廓側方에 位置.　下位
에 있는 大腿와 下腿는 똑바로 펴고, 上位의 다리의 무릎을 屈曲하여 下位에 있
는 다리의 오금자리에 걸친다. 骨盤은 垂直이거나, 上部를 若干·, 前方으로 位置
한다.

시술자

　　反對側에 서서 頭方을 向한다.　足方의 다리를 들어서, 피술자의 上部大腿에 施
術者의 大腿를 接觸시킨다.

直接手

　　足方手로 上部腸骨의 上後腸骨棘下部에 頭狀骨 接觸.　손가락은 脊柱를 橫斷하
여, 斜頭方中央을 가리킨다. 팔꿈치는 피술자로부터 떨어져서 굽히고, 손목은 直
角으로 굽힌다. 前腕은 矯正方向으로 向한다.

間接手

　　頭方手는 上部 어깨의 前部에 手掌接觸.　손가락은 上方과 側方을 가리킨다.

矯　正

　　間接手는 固定만 하고, 直接手로서 上後腸骨棘과 腸骨을 前方으로 밀면서 矯正
(仙腸關節面 方向을 念頭에 둘 것).　同時에 體重을 실어 大腿로써 　下方에서
矯正.

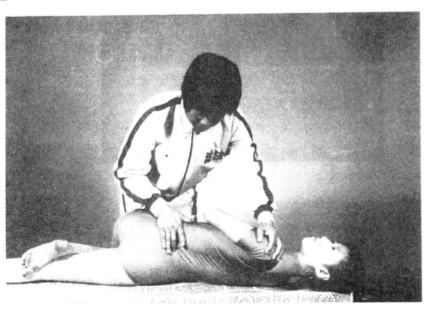

適 應

　　左右後方寬骨，柔軟한 患者에게 適應

피술자

　　변위를 위로 側臥位를 取한다.　下位에 있는 어깨를 後方으로 하여, 팔은 시술 대 밑으로 내려뜨린다.　上位에 있는 어깨는 前方으로 하고, 팔은 시술대 위에 位 置한다.　下位에 있는 大腿와 下腿는 반드시 펴고, 上位에 있는 大腿는 무릎을 구 부려서 外旋 伸張한다.　이때 骨盤은 垂直.

시술자

　　피술자 뒤에 서서, 피술자와 直角으로 面한다.

直接手

　　頭方手는 上後腸骨棘과 後方腸骨稜에 頭狀骨과 手掌接觸.　손가락은 外側을 가 리킨다.

間接手

　　足方手는 위에 있는 下腿의 발목 바로 위를 잡는다.

矯　正

　　間接手로써 上後方으로 당겨 몸의 遊動을 除去하고 直接手로써 腸骨을　前下方 으로 당겨서 矯正.

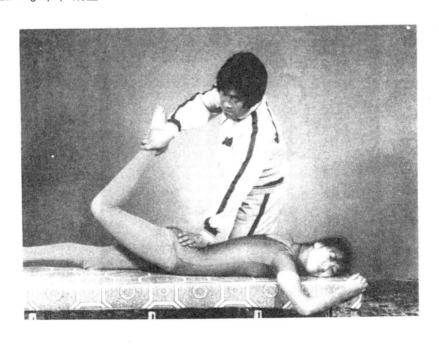

適　應
　　左右後方　寬骨

피술자

　　변위를 위로 側臥位를 取한다.　下位의 어깨를 前方으로 내고, 손은 머리 밑에 位置.　上位의 어깨는 後方으로 놓고, 팔은 시술대의 後方으로 편다.　下位의 大腿와 下腿를 똑바로 펴고, 上位의 大腿와 下腿는 시술대의 前方으로 편다.　이때 발은 마루에 若干 接觸할 程度.　骨盤은 垂直 또는 上方이 若干 前方으로　位置한다.

시술자

　　피술자 뒤에 서서, 피술자와 直角으로 對面한다.

直接手

　　足方手는 上後腸骨棘과 後方腸骨稜 內方에　手根接觸.

　　손가락은 大腿方向을 가리킨다.

間接手

　　頭方手로 前方胸部와 어깨에　手掌接觸.

　　어깨를 後方으로 당기며, 손가락은 上方, 內側을 가리킨다.

矯　正

　　位置를 바꾸어 몸의 遊動을 除去한다.

　　間接手는 固定만 하고, 直接手로 上部腸骨을 前方으로 밀면서　矯正.

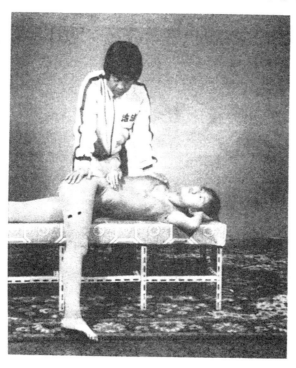

피술자는 下位의 무릎을 시술대 위에서 屈曲시켜, 下位의 손과 팔로 그 무릎을 잡아서 가슴쪽으로 당긴다. 이 以外는, 前述한 矯正法과 동일하다. 矯正時 腰椎와 腰仙關節을 固定하고 싶으면, 이 矯正法을 使用하고, 脊柱에 柔軟性이 必要할 경우에는 前述한 矯正法을 使用한다.

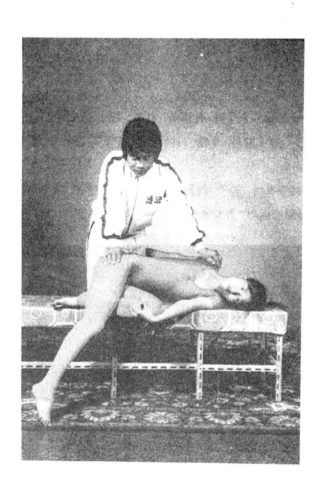

適　應

　　左右後方 寬骨

피술자

　　腹臥位를 取하고, 下腿는 똑바로 大腿는 伸張한다.

시술자

　　反對側에 서서, 피술자와 直角으로 對面한다.

　　兩팔은 똑바로 편다.

直接手

　　頭方手로 上後腸骨棘에 頭狀骨 接觸.

　　後方腸骨稜에 小指球 接觸.

　　손가락은 外側을 가리킨다.

間接手

　　足方手의 손과 손목으로, 무릎의 外側을 감는 듯이 잡는다.　손가락으로　무릎
關節의　前方을　固定.　第4指와　5指　사이에　膝蓋骨尖端을　位置시킨다.

矯　正

　　間接手로 大腿를 伸張하며 若干 內旋시킨다.　直接手로 上部腸骨을 前方으로 밀
며　矯正한다.　(仙腸關節面의　方向으로).

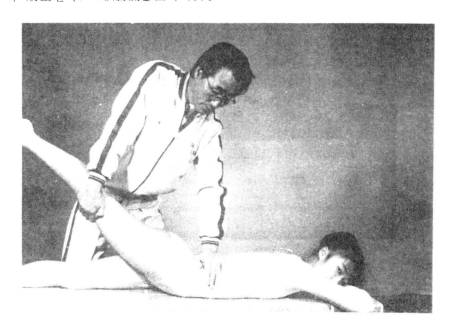

適　應

　　左右後方寬骨

피술자

　　腹臥位를　取하고　下後는　똑바로,　大腿는　伸張

시술자

　　同位側에　서서　足方을　向한다.　兩팔을　똑바로

直接手

　　頭方手로　上後腸骨棘에　頭狀骨接觸.

　　後方腸骨稜에　拇指球接觸.

　　손가락은　足方을　가리킨다.

間接手

　　足方手의　손과　손목으로　무릎의　外側을　감는듯이　잡다.　손가락으로　膝關節의

　　前方을　固定.　第4指와　5指　사이에　膝蓋骨底를　位置시킨다.

矯　正

　　間接手로　大腿를　伸張시킨다.　直接手로　腸骨을　前下方으로　밀며　矯正한다.

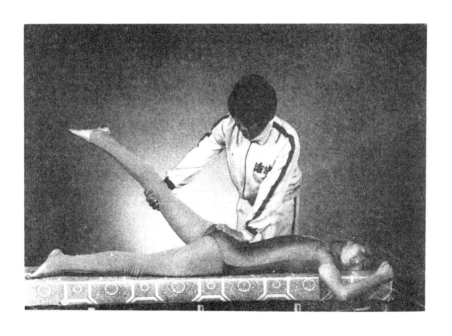

-181-

適　應
　　左右後方寬骨
피술자
　　腹臥位를 取하고, 仙腸關節의 움직임이 自由스럽도록 上前腸骨棘의 밑에 약10 *cm*
直徑의 円筒形 베개를 位置시킨다.
시술자
　　反對側에 서서 피술자에 直角으로 對面한다.
直接手
　　足方手로 上後腸骨棘에 頭狀骨 또는 手根骨 接觸.
　　손가락은 外側을 가리킨다.
間接手
　　頭方手로 仙椎後方下部에 頭狀骨 또는 小指球接觸.
　　接觸은 中心線上 또는 中心線에서 若干 反對側에 하며 손가락은 足方을 가리킨
다.
矯　正
　　直接手가 接觸하는 上後腸骨棘에 重點을 두면서, 3～4回 體重을 걸어 矯正한
다. (施術者는 頭方으로 기댄다) 仙腸關節의 弛緩을 얻기 위해 7～8分 壓迫을
加하거나, 直接手로 上方과 側方에 (施術者와 反對方向으로), 間接手로 下方과 側
方으로 (施術者 쪽으로) 捻力을 加할수도 있다.

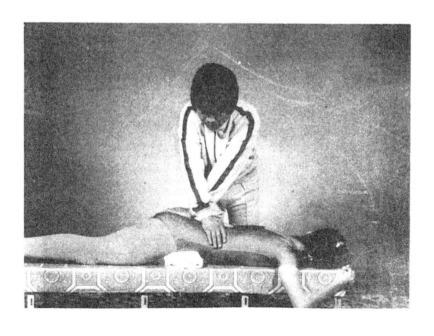

適　應

　　左右後方寬骨

피술자

　　腹臥位를 取하고, 仙腸關節의 움직임이 自由롭도록, 上前腸骨棘 밑에 約 10 cm
直徑의 円筒形의 베개를 位置시킨다.

시술자

　　同位側에 서서, 頭方을 向한다.

直接手

　　足方手로 上後腸骨棘의 內下方에 頭狀骨接觸.

　　손가락은 上方, 外側을 가리킨다.

間接手

　　頭方手는 直接手의 손목을 잡는다.

　　施術者는 直接手 위에 足方의 大腿를 올리고 直接手와 接觸하기 위하여　間接手
를 大腿밑에 位置시킨다.

矯　正

　　2～5分間 壓力을 持續시킨다.

　　施術者는 仙腸關節이 弛緩될 때까지 直接手와 間接手 위에 앉는다.

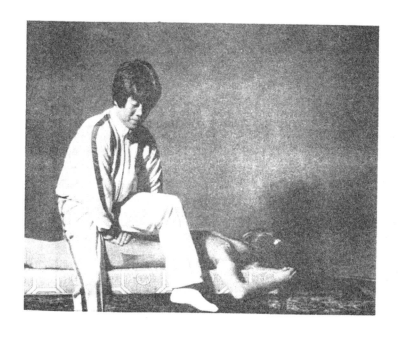

適　應
　　左右前方寬骨
피술자
　　前方寬骨을 위로 側臥位를 取한다.　下位의 어깨는 前方으로 내고, 손을　머리
밑에 位置.　上位의 어깨를 後方으로 하고, 前腕을 胸廓側方에 位置시킨다.　下位
에 있는 무릎은 똑바로 펴고, 上位에 있는 무릎은 屈曲하여 시술대 前方　밖으로
내린다.
시술자
　　피술자의 兩다리 사이에 선다.　施術者의 頭方의 膝蓋骨을 피술자의 上位의 膝
窩에 位置시키고, 施術者의 頭方의 大腿를 시술대에 붙여 피술자를 固定시킨다.
直接手
　　足方手는 後方坐骨結節에 頭狀骨接觸.　손가락은 上方 그리고 若干 外側을 가리
키고 前腕은 矯正方向으로, 팔꿈치는 피술자의 後方에 固定.　施術者의 前腕과 손
가락 피술자의 大腿는 一線上에 位置한다.
間接手
　　頭方手는 上部어깨의　前方에　手掌接觸.
矯　正
　　間接手는 固定만 시키고 直接手로 피술자의 上位의 大腿方向線上으로 밀어서 矯
正한다.　同時에 무릎을 前方으로 움직인다.

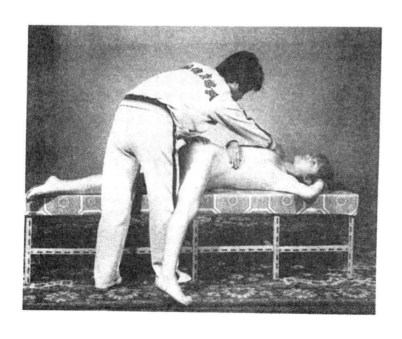

適　應

　　左右前方寬骨

피술자

　　前方寬骨을 위로, 側臥位를 取한다.　下位 팔의 손은 머리 밑에 位置시키고,
上位의 팔은 시술대 前方으로 내려 뜨린다.

시술자

　　後方에 선다.

直接手

　　足方手로 上前腸骨棘에 手掌의 中央部를 接觸.　손가락은 施術者의 方向으로 向
하고 前腕은 피술자의 上位大腿와 平行, 팔꿈치는 施術者와 反對方向을 向한다.

間接手

　　頭方手로 피술자의 上位 어깨의 後方에 手掌 接觸.

　　손가락은 直接手의 손가락과 逆方向으로 向한다.

矯　正

　　兩손으로 遊動을 除去한다.　骨盤은 거의 垂直으로 維持하며, 間接手는 固定만
을 하고, 直接手로써 위의 寬骨을 後方으로(施術者쪽 方向) 밀어서 矯正한다.
피술자를 보다 安定시키기 위하여 下位의 팔을 시술대 後方으로 부터 내려뜨리게
할 수도 있다.

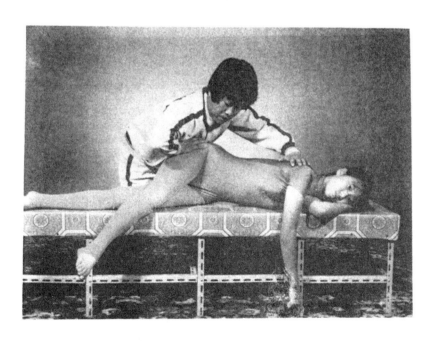

適　應

　　左右前方寬骨

피술자

　　仰臥位를 取하고, 前方寬骨側의 무릎을 屈曲시킨다.

　　손은 머리 밑에서 서로낀다.

시술자

　　同位側에 서서, 피술자에 對해서 若干 足方을 向한다.

　　피술자의 무릎과 脛骨 上部는 施術者의 腹部에 接觸한다.

直接手

　　足方手는 坐骨結節 밑에 手掌 또는 指頭接觸 前腕은 발목의 內側에 位置.

間接手

　　頭方手는 反對側의 大腿前面에 手掌接觸.

矯　正

　　間接手로 骨盤과 大腿를 固定시킨다. 同時에 直接手로써 坐骨을 잡아 올리면
서, 腹部로 무릎위에 體重이 걸리도록 해서 矯正.

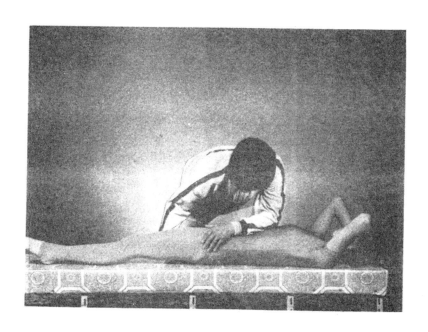

適　應
　　左右前方寬節
피술자
　　변위를 위로 側臥位를 取한다. 下位의 어깨를 前方으로 내고, 손을 머리 밑에
位置. 上位의 어깨는 後方으로 하고, 前腕은 胸廓側方에 位置. 下位의 다리는
똑바로 펴고, 上位의 大腿와 下腿는 똑바로 시술대 前方으로 편다.
시술자
　　前方에 서서, 足方의 大腿를 피술자의 上位의 大腿에 올려 體重을 걸게 한다.
直接手
　　足方手는 第2～5指를 使用하여, 上前腸骨棘부터 腸骨稜까지 손가락으로　감싸
指頭 接觸하며, 손목과 前腕은 上位에 있는 寬骨과 坐骨結節을 감싸고, 팔꿈치는
시술대와 接觸할 程度로 낮게 維持한다.
間接手
　　頭方手로 上位 어깨의 前方에 手掌接觸.
矯　正
　　間接手로 脊椎를 伸張, 遊動을 除去한 後　固定시킨다. 直接手로 寬骨을 後方
으로 回轉시키기 위하여 円形捻力을 加한다. 同時에 施術者의 體重을 피술자의
大腿에 걸어서 下方으로 밀어 矯正한다.

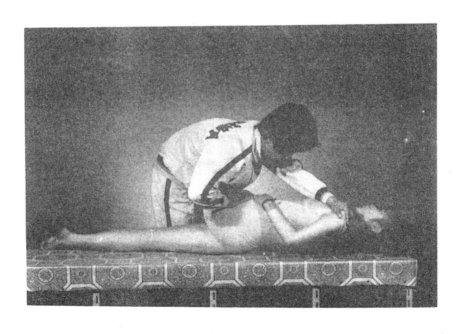

-187-

適　應

左右前方寬骨

피술자

仰臥位를 取하고, 同位側의 무릎은 屈曲, 손은 머리 밑에 位置.

시술자

同位側에 서서 피술자와 直角으로 對面한다.

直接手

頭方手로 腸骨稜과 上前腸骨棘에 手掌 또는 指頭接觸. 손가락은 內側을 가리
킨다.

間接手

足方手로 膝關節의 바로 밑에 있는 脛骨을 잡는다.

矯　正

兩手로 똑바로 下方으로 數次 밀면서 矯正.

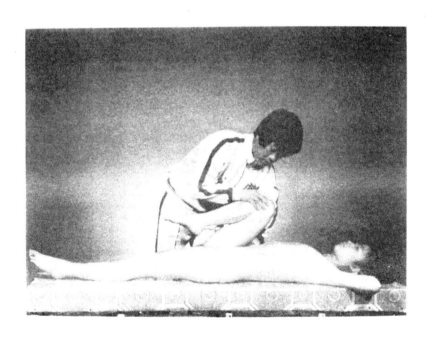

適 應

左右前方寬骨

피술자

변위를 위로 側臥位를 取한다. 下位의 팔을 屈曲하여, 손을 머리밑에 位置. 上位의 어깨는 前方으로 내고, 팔은 가슴 前方을 橫斷하여, 시술대 앞에 내려뜨린다. 下位의 무릎은 若干 屈曲, 上位의 무릎은 完全 屈曲.

시술자

피술자 뒤에 서서 足方의 무릎을 시술대 위에 올려서 피술자의 仙骨下部와 下方寬骨을 固定시킨다. 頭方의 발은 마루위에 位置.

直接手

足方手는 膝關節의 바로 밑에 있는 脛骨前部를 잡는다.

間接手

頭方手는 上位어깨의 後方에 手掌接觸.

矯 正

直接手로 무릎을 上 後方으로 당긴다. 間接手로 上位 어깨를 前方으로 민다. 이 動作은 上部腸骨을 後方으로 移動시킨다.

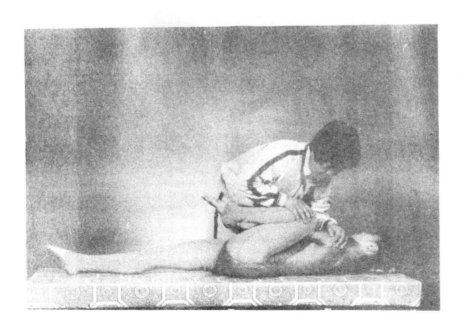

〈26〉미   추

영   역 : 직장 , 항문

영   향 : 소양증 , 치질 , 미골통

교정법 : 미추는 부러질 염려가 있으므로 조심해서 압을 가한다.

〈사진설명 〉

피술자가 복와위 자세로

시술자는 족방을 향해서 모지로 교정하는 방법.

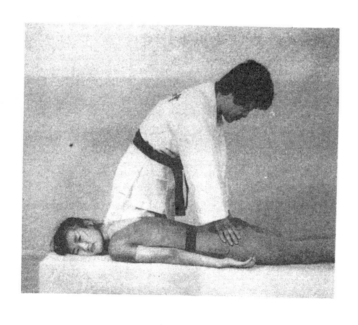

適　應
　　前方，左右者前方尾骨
피술자
　　腹臥位를 取하고, 骨盤을 올리고 머리와 발을 내리는 姿勢를 取하며, 또는　骨
盤밑에 円筒形의 베개를 位置시킨다.
시술자
　　시술대 옆에 서서, 頭方을 向한다.
直接手
　　頭方手로 尾骨底(上端面)에 拇指接觸.　손가락은 外側을 가리킨다.　　前腕은
正中線上에, 팔꿈치는 頭方을 가리킨다.　遊動을 除去하기 위하여, 施術者는 먼저
拇指를 尾骨尖端에 拇指接觸　다음은 皮膚이 遊動을 除去하면서, 拇指를 尾骨底에
移動시킨다.　前方尾骨의 경우, 拇指는 正中線上에, 右前方尾骨의 경우, 拇指는 正
中線의 右側, 左前方尾骨의 경우, 拇指는 正中線의 左側에 位置

間接手
　　足方手는 直接手의 拇指손톱위에 頭狀骨接觸.　直接手의 손등위에 손가락을 가
볍게 놓는다.　拇指는 直接手의 손목의 前方에 位置.
矯　正
　　兩手로 頭方과 下方으로 遊動을 除去한다.　間接手로 尾骨底를 頭方과　若干下
方으로 밀어 矯正한다.　矯正時, 尾骨尖端은 上方 또는 上方과 左右(左前方 또는
右前方)로 움직인다.　內部尾骨　矯正法도 實施한다.

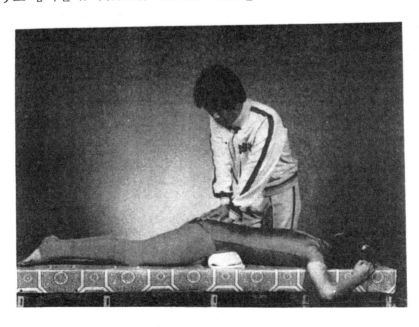

適　應

　　左右前下方仙骨，左右後方寬骨

피술자

　　腹臥位를 取하고, 骨盤은 올리고 머리와 발을 내리는 姿勢, 발을 30 *cm* ～ 40 *cm* 벌린다.

시술자

　　피술자의 反對側의 시술用椅子에 앉아, 頭方을 向한다. 直接手의 팔꿈치를 피술자의 大腿 사이의 시술대위에 位置한다.

直接手

　　足方手로 『適應』과 同側에 接觸한다. 拇指의 先端은, 坐骨一肛門窩에 位置. 接觸點은 仙骨尖과 坐骨結節을 連結한 線의 中心부터 約 1 *cm* 밑이다. 接觸은 大臀의 下端, 仙棘靭帶와 仙結節靭帶의 下端. 拇指는 먼저 存椎에 直角으로 대고 다음은 坐骨一肛門窩에 對하여 側方과 上方運動을 實施한다. 拇指는 同側乳樣突起의 方向을 向해 上方約 45度로 팔꿈치는 낮게 피술자의 大腿間에 位置시킨다.

間接手

　　腰部를 弛緩시키기 위하여, 腰椎側筋에 斷續的인 振動壓力을 加한다.

矯　正

　　直接手로 上方, 頭方, 側方으로 가벼운 壓迫을 加하면서 3分間持續한다. 正中線方向으로 角度를 바꾸면서 壓迫을 漸次强化하다가, 瞬間的으로 中斷한다. 弛緩시키기 위하여, 加壓中 피술자로 하여금 深呼吸을 하게 한다. 骨盤矯正의 準備動作으로서 有効.

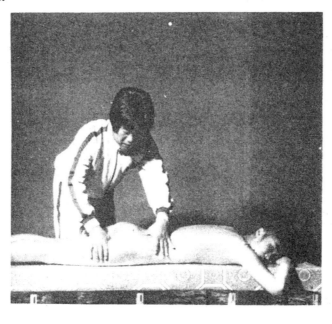

適 應

前方仙骨 , 左右前下方仙骨

피술자

腹臥位를 取하고, 仙骨이 움직일 수 있도록 上前腸骨棘의 밑에 円筒形 베개를 位置.

시술자

시술대 옆에 서서, 足方을 向한다.

直接手

頭方手로 仙骨下半分에 頭狀骨과 小指球 接觸. 손가락은 足方을 가리킨다. 前方仙骨때는 接觸은 正中線上에서 右前 下方仙骨때는, 施術者는 피술자의 右側에 서서, 接觸은 正中線의 左側.

間接手

足方手의 拇指와 示指사이는 直接手의 손목이 잡혀지도록 하며, 小指는 直接手의 拇指와 示指사이에 位置. 손가락은 直接手의 中手를 비스듬히 橫斷하고, 손목은 똑바로 維持한다.

矯 正

仙骨이 弛緩될때까지 15秒~40秒間 壓迫을 持續하거나, 똑바로 밑으로 繼續的壓迫을 加하거나 더욱 긴 接觸을 持續하기 위하여 손위에 앉을수도 있다.

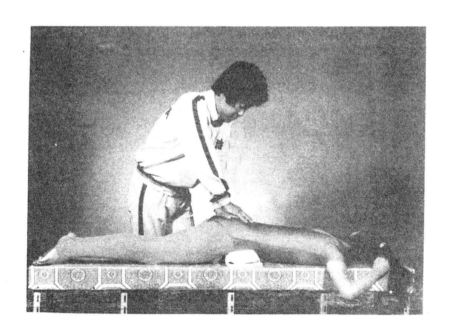

適 應

前方仙骨

피술자

腹臥位를 取하고, 仙骨이 움직일 수 있도록 上前腸骨棘 밑에 円筒形의 베개를 位置.

시술자

시술대 옆에 서서, 足方을 向한다.

直接手

頭方手는 仙骨下半分의 正中線上에 手根 接觸. 中指는 臀裂에 位置. 손가락은 足方을 가리킨다.

間接手

足方手는 直接手 위에 手根 및 手掌接觸.

손가락은 同方向을 가리킨다.

矯 正

體重을 걸어서 下方으로 15秒～40秒間 持續.

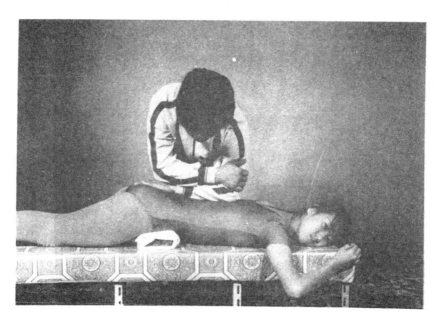

適　應

　　前方仙骨，左右前下方仙骨

피술자

　　前方仙骨의 경우, 側臥位를 取하되, 어느쪽이 위에와도 相關없다. 左右前下方仙骨의 경우는 변위를 밑으로 側臥位를 取하고, 손을 머리 밑에 位置하고, 下位에 있는 어깨는 보다 前方으로, 前腕은 胸廓側方에 位置시키며, 下位의 다리는 똑바로, 上位의 무릎은 屈曲하여, 足背를 下位膝窩에 건다.

시술자

　　前方에 서서, 피술자의 上位大腿에 施術者 足方의 大腿를 接觸. 施術者는 피술자 위에 適當히 기대게 된다.

直接手

　　足方手는 仙骨下半分에, 頭狀骨 및 小指球接觸. 前方仙骨의 경우는 正中線上에 左右前下方의 경우는 反對側에 손가락은 頭方을 向하고, 前腕은 仙骨과 直角이 되도록 손목을 굽힌다.

間接手

　　頭方手는 上位 어깨의 前部에 手掌接觸.

矯　正

　　兩手로 遊動을 除去하고, 間接手로 固定시켜, 直接手로써 仙骨下部를 前方으로 똑바로 밀면서 矯正.

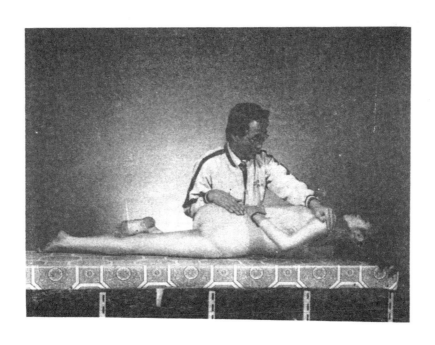

適 應

前方仙骨

피술자

側臥位를 取하고, 下位의 어깨는 보다 前方으로, 손은 머리 밑에 位置시키고, 上位의 어깨는 보다 後方으로 거의 시술대에 接할 程度로 位置시키고, 前腕은 胸廓側方에 놓는다. 兩膝은 屈曲, 骨盤은 시술대의 末端에 位置.

시술자

前方에 서서 足方의 大腿로써 시술대에 피술자의 兩발목을 固定시킨다.

直接手

足方手는 仙骨下半部의 正中線에 頭狀骨 및 小指球接觸. 손가락은 頭方을 가리키고 前腕은 仙骨과 直角이 되도록, 손목을 屈曲시킨다. 前腕은 仙骨下部를 直接前方으로 움직일수 있는 位置에 둔다.

間接手

頭方手는 上位의 어깨의 前部에 手掌接觸.

矯 正

몸의 位置를 바꾸므로, 遊動을 除去하고, 間接手로 固定시키며, 直接手로 仙骨下部를 直接 前方으로 밀어서 矯正한다.

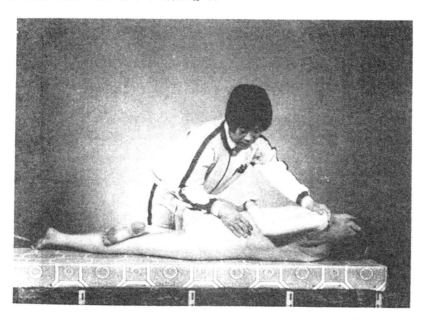

適　應
　　前方仙骨
피술자
　　腹臥位를　取한다.
시술자
　　시술대　옆에　서서,　若干　足方을　向한다.　兩手를　똑바로　편다.
直接手
　　頭方手는　仙骨下半部의　正中線上에　頭狀骨　및　小指球　接觸.　손가락은　足方을
가리킨다.
間接手
　　反對側의　경우,　足方手의　손과　손목으로　무릎의　外側을　接觸한다.　이때　손가락
은　무릎의　前方을　固定시키고,　間接手의　第4指와　5指사이에　膝蓋骨尖을　位置시
킨다.
　　大腿를　內旋하고　伸張시키며,　下腿는　똑바로　편다.　同位側의　경우에는　손과　손목
은　무릎外側에　接觸,　손가락은　무릎의　前方을　固定,　間接手의　第4指와　5指사이
에　膝蓋骨底를　位置시킨다.　大腿를　外旋하고　伸張시키며,　下腿는　똑바로　편다.

矯　正
　　間接手로　下腿를　들어　올리면서　遊動을　除去하고　直接手로　仙骨위를　똑바로　밑
으로　밀면서　矯正한다.

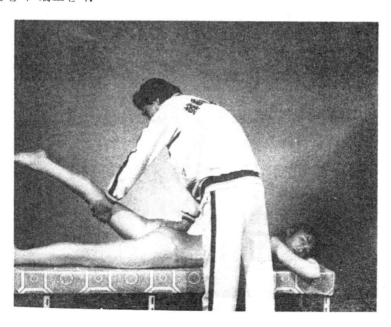

適 應

　　前方仙骨, 左右前下方仙骨

피술자

　　腹臥位를 取하고, 上前腸骨棘 밑에 円筒形의 벼개를 놓고, 仙骨이 잘 움직일수 있도록 한다.

시술자

　　前方仙骨의 경우, 施術者는 시술대의 어느 側에든 서서 피술자와 直角으로 對面한다. 左右前下方仙骨의 경우는, 反對側에 서서, 피술자와 直角으로 對面한다.

直接手

　　頭方手는 仙骨下半部에 頭狀骨과 小指球 接觸. 前方仙骨의 경우는 正中線上에 左右前下方仙骨의 경우는 反對側에 손가락은 足方을 가리킨다.

間接手

　　足方手는 施術者와 反對側의 上後腸骨棘에 頭狀骨 또는 拇指球 接觸. 손가락은 斜上方 外側方向을 가리킨다.

矯 正

　　1～2分間 壓迫을 加한다. 直接手는 똑바로 밑으로 壓迫을 加한다. (施術者는 足方으로 기댄다.) 間接手는 反對壓迫을 加한다.

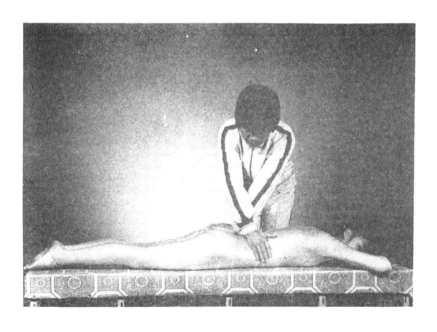

適 應

　　左右後方仙骨, 前方 寬骨의 側만. 後方寬骨側에 左右後 下方仙骨이　있을경우.
左右後方 寬骨을 矯正한다.

피술자

　　변위를 위로, 側臥位를 取하고, 上位의 어깨를 前方으로, 손은 머리밑에 位置
上部의 어깨는 後方으로, 前腕은 胸腕側方에 位置, 下位의 大腿와 下腿는 똑바로
伸張, 上位의 무릎은 屈曲하여, 足背는 下位의 膝窩에 걸친다. 骨盤의 上部를 前
方으로 回轉.

시술자

　　前方에 서서, 피술자와 直角으로 向한다. 施術者는 피술자를 덮을듯이 몸을 낮
추고, 足方의 다리를 올려서 피술자의 上位에 있는 大腿와 무릎에 大腿接觸.

直接手

　　足方의 손은 腸骨稜과 仙骨正中線間의 仙骨上部에 拇指球接觸.　손과 손가락은
正中線을 넘어 비스듬한 方向으로 位置, 손목은 直角으로 伸張.

間接手

　　頭方手는 上位에 있는 어깨의 前部에 手常接觸.

矯 正

　　間接手는 固定만 시킨다. 이때 直接手로 仙骨上部를 前方으로 밀어 矯正. 捻力
을 加하면서 손가락을 시술대 方向으로 움직인다. 同時에 施術者는 大腿接觸에 体
重을 싣는다.

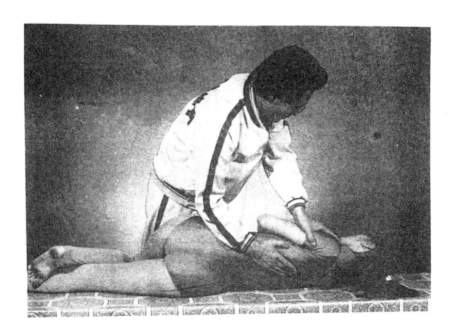

9·신체의 구조도

(1) 인체 부위 명칭(전면)

人体部位名稱 (前面)
(인체부위명칭)

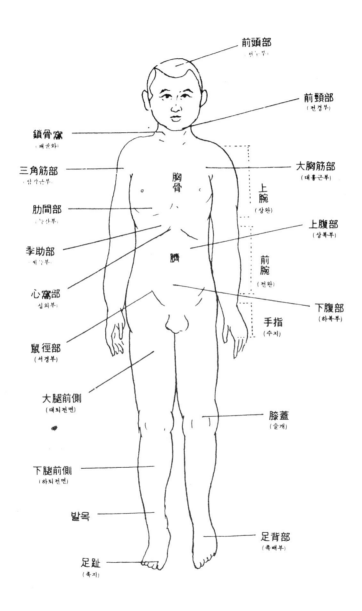

前頭部
(전두부)

前頸部
(전경부)

鎖骨窩
(쇄골와)

大胸筋部
(대흉근부)

三角筋部
(삼각근부)

胸骨
(흉골)

上腕
(상완)

肋間部
(늑간부)

上腹部
(상복부)

李肋部
(계늑부)

臍
(제)

前腕
(전완)

心窩部
(심와부)

下腹部
(하복부)

鼠徑部
(서경부)

手指
(수지)

大腿前側
(대퇴전면)

膝蓋
(슬개)

下腿前側
(하퇴전면)

발목

足背部
(족배부)

足趾
(족지)

(2) 인체 부위 명칭 (후면)

人体部位 名稱 (後面)

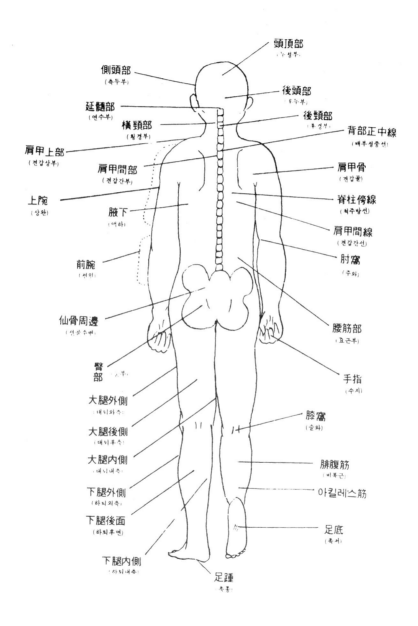

(3) 인체의 골격 (전면)

◎ 人体의 骨格(前面)

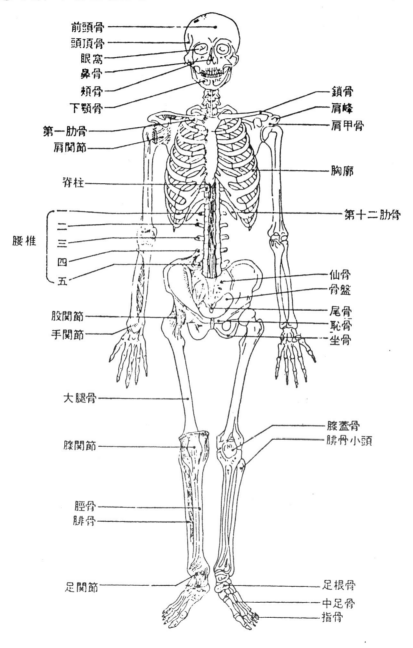

- 前頭骨
- 頭頂骨
- 眼窩
- 鼻骨
- 頰骨
- 下顎骨
- 第一肋骨
- 肩関節
- 脊柱
- 腰椎
  - 二
  - 三
  - 四
  - 五
- 股関節
- 手関節
- 大腿骨
- 膝関節
- 脛骨
- 腓骨
- 足関節

- 鎖骨
- 肩峰
- 肩甲骨
- 胸廓
- 第十二肋骨
- 仙骨
- 骨盤
- 尾骨
- 恥骨
- 坐骨
- 膝蓋骨
- 腓骨小頭
- 足根骨
- 中足骨
- 指骨

(4) 인체의 골격 (후면)

(後面)

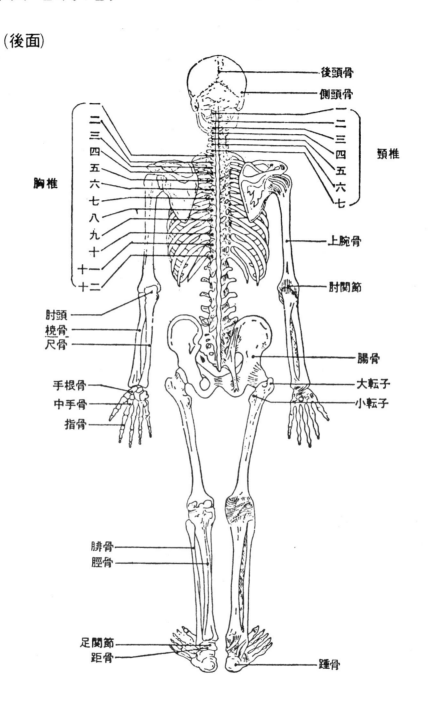

後頭骨
側頭骨

頸椎
一
二
三
四
五
六
七

胸椎
一
二
三
四
五
六
七
八
九
十
十一
十二

上腕骨

肘関節

肘頭
橈骨
尺骨

腸骨

手根骨
中手骨
指骨

大転子
小転子

腓骨
脛骨

足関節
距骨

踵骨

(5) 척추 (脊椎) 와 추골 (椎骨)

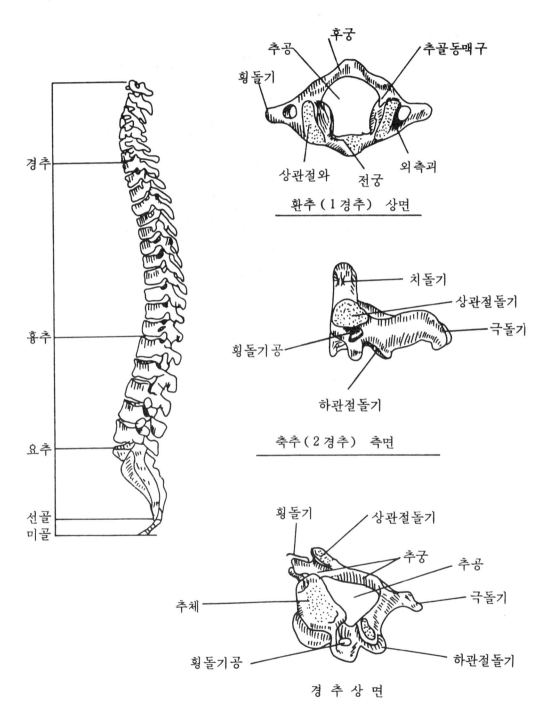

환추 (1 경추) 상면

축추 (2 경추) 측면

경 추 상 면

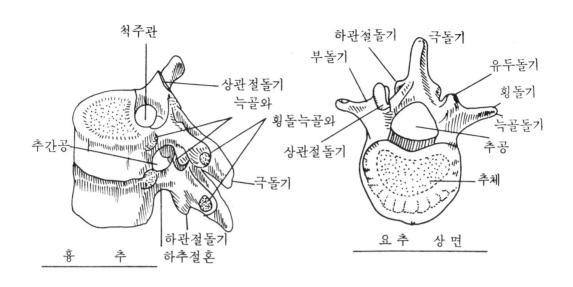

척주관
상관절돌기
늑골와
추간공
횡돌늑골와
극돌기
하관절돌기
하추절흔

흉   추

하관절돌기   극돌기
부돌기
유두돌기
횡돌기
상관절돌기
늑골돌기
추공
추체

요 추   상 면

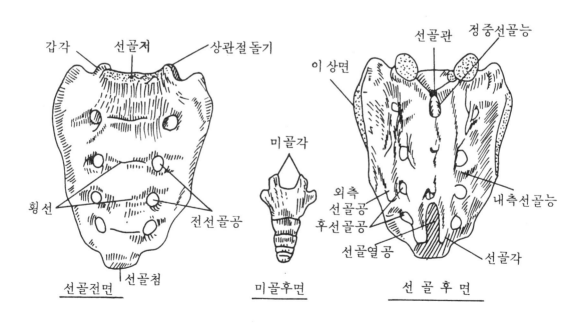

갑각   선골저   상관절돌기
횡선
전선골공
선골전면   선골첨

미골각

미골후면

선골관   정중선골능
이 상면
외측
선골공
후선골공
선골열공
내측선골능
선골각

선 골 후 면

(**6**) 전신의 근육계(전면)

◎ 全身의 筋肉系(前面)

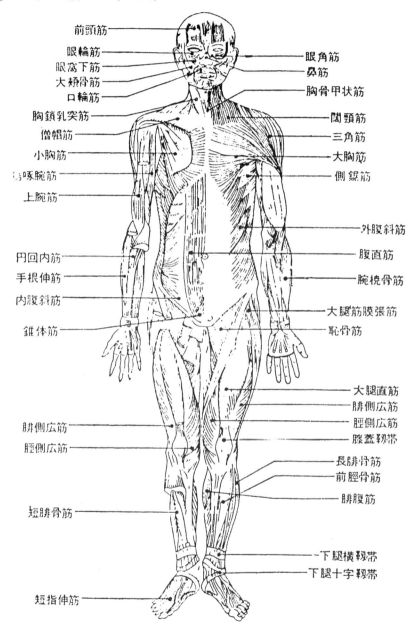

前頭筋
眼輪筋
眼窩下筋
大頬骨筋
口輪筋
胸鎖乳突筋
僧帽筋
小胸筋
烏啄腕筋
上腕筋

眼角筋
桑筋
胸骨甲状筋
闊頸筋
三角筋
大胸筋
側鋸筋

円回内筋
手根伸筋
内腹斜筋
錐体筋

外腹斜筋
腹直筋
腕橈骨筋
大腿筋膜張筋
恥骨筋

腓側広筋
脛側広筋

大腿直筋
腓側広筋
脛側広筋
膝蓋靭帯

短腓骨筋

長腓骨筋
前脛骨筋
腓腹筋

下腿横靭帯
下腿十字靭帯

短指伸筋

(7) 전신의 근육계 (후면)

(後面)

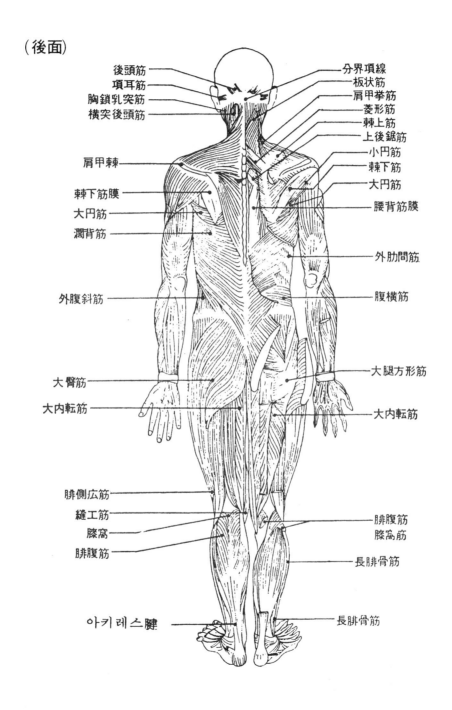

後頭筋
項耳筋
胸鎖乳突筋
橫突後頭筋

肩甲棘

棘下筋膜
大円筋
濶背筋

外腹斜筋

大臀筋
大内転筋

腓側広筋
縫工筋
膝窩
腓腹筋

아키레스腱

分界項線
板状筋
肩甲挙筋
菱形筋
棘上筋
上後鋸筋
小円筋
棘下筋
大円筋
腰背筋膜

外肋間筋

腹横筋

大腿方形筋

大内転筋

腓腹筋
膝窩筋

長腓骨筋

長腓骨筋

(8) 전신의 신경계

◎ 전신의 신경계

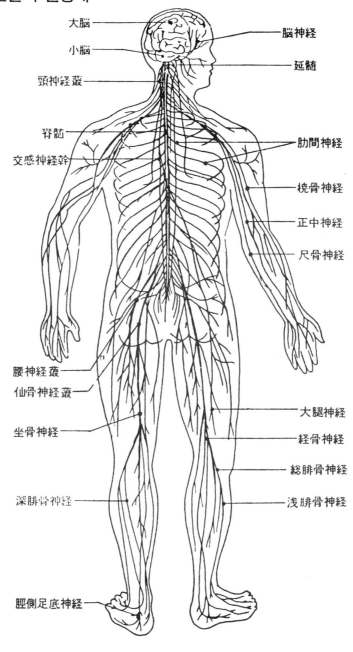

大脳
小脳
頸神経叢
脊髄
交感神経幹
腰神経叢
仙骨神経叢
坐骨神経
深腓骨神経
脛側足底神経

脳神経
延髄
肋間神経
橈骨神経
正中神経
尺骨神経
大腿神経
経骨神経
総腓骨神経
浅腓骨神経

(9) 상하지 지각신경 분포

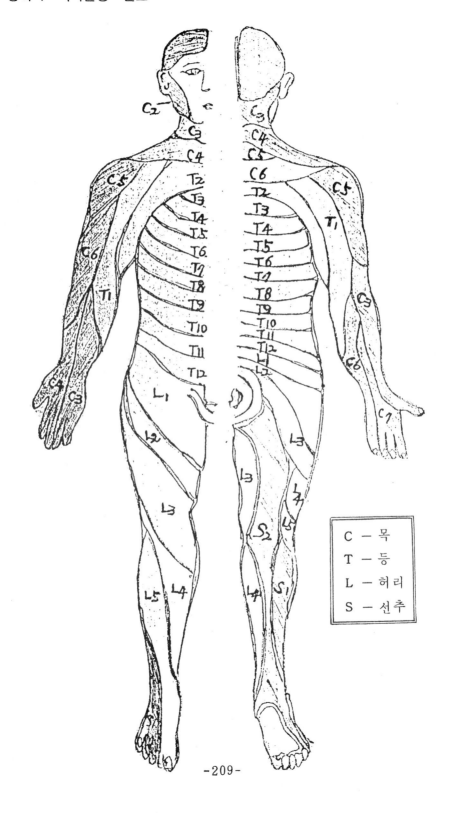

C — 목
T — 등
L — 허리
S — 선추

편집을 마치면서

活法이란 죽음에서 되살리는 방법이란 말과 같이 內로나 外로부터의 영향을 받아 상처를 입었거나 老化되어 殺氣로 변한 生命力의 蘇生術이라고 할 수 있다.

사람은 生活하기 위하여 衣食住의 해결을 필수조건으로 하는것이며 그 수단으로서 노동하지 않을 수 없게 되었다.

勞動하기 위하여 요구되는 힘의 근원은 人体의 구조상 脊椎를 중심으로 다양한 형태로 形成되고, 연결되어 있는 뼈의 관절운동으로 인하여 筋肉 등의 生体에 영향을 줌으로서 발생하는 것이다.

그런데, 과연 그 힘은 어느 정도일까? 아인쉬타인의 상대성 원리보다 더 오랜 歷史를 지닌 東洋의 陰陽說을 보면 분명히 陰과 陽의 사이에 零(○)이라는 妙한 무엇이 있는데 그 零(○)을 모르고서는 말할 수 없다.

活法뿐만 아니라 世上의 모든 일들에 零(○)의 힘이 미치지 않는것이 없건만 그 神秘의 힘을 제대로 活用하지 않고 있으니 어찌 人間의 健康狀態인들 肯定的으로 定義할 수 있으며 더구나 疾病을 고친다고 말할 수 있겠는가?

森羅萬象이 희끄무레 밝아오기전 숲속 옹달샘의 가냘프면서도 힘차게 솟아오르는 맑은 물이 드디어 江河를 이루고 大海에 이르기까지 숱한 생링들을 生成하고 번식하는 慈母의 구실을 하고 있는것처럼 靜에서 動으로 動에서 靜으로 陰에서 陽으로 陽에서 陰으로 殺氣를 制御活化하는 秘術인 曉泉氣活法을 상세히 수록치 못했음을 매우 안타깝게 생각한다.

많은 아쉬움을 남긴체 편집을 마치게 되어 씁쓸할 뿐이다.

韓 國 健 康 協 會
活法研修 院長 林 月 鎔

■ 채 종 목 ■

한국건강협회장(前)

정 석 **활 법 교 본**　　　定價 24,000원

2015年 2月 10日 인쇄
2015年 2月 15日 발행
　편 저 : 채 종 목
　발행인 : 김 현 호
　발행처 : 법문 북스
　공급처 : 법률미디어

152-050
서울 구로구 구로동 636-62
TEL : 2636-2911~3, FAX : 2636~3012
등록 : 1979년 8월 27일 제5-22호
Home : www.lawb.co.kr

▌ISBN 978-89-7535-309-3 93510
▌파본은 교환해 드립니다.